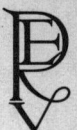

Zu diesem Buch

Die meisten Dicken essen zuwenig. Erstaunlich, aber wahr: ob und wo sich die überflüssigen Pfunde ablagern, hat in den seltensten Fällen etwas mit der Menge der zugeführten Nahrung zu tun. Sondern je nach Art und Lage der Fettpolster lassen sich verschiedene Ursachen feststellen, die meist ineinandergreifen: Überlastung, Änderung der Lebensgewohnheiten, Stress am Arbeitsplatz, Stoffwechsel- und Hormonstörungen. Alle Diätmethoden verschlimmern das Übel meist, auch wenn sie das Symptom – das Übergewicht – möglicherweise kurzfristig beseitigen.

Es gibt inzwischen bessere und erfolgreichere Methoden, dem Problem Übergewicht abzuhelfen. Einer Gruppe von Ärzten um den französischen Arzt Jacques Moron ist es in den letzten zwanzig Jahren gelungen, ein Konzept zu entwikkeln, mit dessen Hilfe das Problem der Fettsucht ebenso erkärt wird wie der scheinbare Widerspruch, daß einige Menschen zunehmen, obwohl sie weniger essen als andere.

Die Behandlung der Fettsucht muß ebenso differenziert sein, wie ihre Ursachen komplex sind. Sie reicht von der rein medikamentösen Therapie über Änderungen der Lebensweise – insbesondere im Hinblick auf Stress – bis zur ausschließlichen Psychotherapie. Medikamentöse Behandlung bedeutet hier: homöopathische und allopathische Medikamente in durchweg niedriger oder sehr niedriger Dosierung und lyophilisierte (gefriergetrocknete) Organpräparate. Die medikamentöse Behandlung besteht aus einer gezielten Beeinflussung der gestörten Stoffwechsel-hormonellen Regelkreise.

Die Erfolge bei der Moronschen medikamentösen Therapie sind häufig geradezu unglaublich gut, der Prozentsatz an Erfolgen hoch.

Jacques Moron

dick & dünn

Deutsch von
von Ulf Pitthan und
Genneviève Pitthan

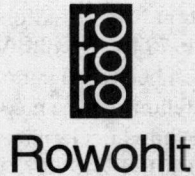

Rowohlt

Die Originalausgabe erschien unter dem Titel
«La Clef du poids» im Verlag Robert Laffont, Paris
Umschlagentwurf Werner Rebhuhn

Veröffentlicht im Rowohlt Taschenbuch Verlag GmbH,
Reinbek bei Hamburg, September 1982
«La Clef du poids» Copyright © 1974
by Édition Robert Laffont, Paris
Copyright © 1978 by Rowohlt Verlag GmbH,
Reinbek bei Hamburg
Gesamtherstellung Clausen & Bosse, Leck
Printed in Germany
680-ISBN 3 499 17746 3

Für Monique

Inhalt

Da ich hier eine sehr persönliche Geschichte erzähle, habe ich keinerlei Grund, dieses Buch nicht unter meinem Namen zu veröffentlichen. Ich möchte jedoch deutlich machen, daß dieser Erfahrungsbericht jede persönliche Publizität ausschließen soll. Ich werde auch in Zukunft wie bisher nur Personen zur Behandlung annehmen, die mir entweder von Ärzten geschickt oder von früheren Patienten empfohlen worden sind.

Interessierte Ärzte können in der Studie, die ich bereits zuvor im Verlag Maloine publiziert habe, alle Fakten finden, die es ihnen ermöglichen werden, meine Aussagen nachzuprüfen. Ich selbst stehe ihnen zur Verfügung, um ihnen alle Informationen zu geben, die sie für notwendig erachten.

J. M.

Die oben erwähnte Studie ist in der Zwischenzeit von Dr. Moron erweitert worden. Diese Fassung, in der der interessierte Arzt alle erforderlichen Informationen und therapeutischen Indikationen findet, wurde von Dr. med. U. Pitthan übersetzt und kann auch über ihn bezogen werden: «Ätiologisch-therapeutisches Konzept der Fettsucht.»

Dr. med. U. Pitthan, Buchenstraße 28, 5100 Aachen.

Erster Teil
Wie es
einem Dickkopf gelingt,
für immer dünn
zu werden

1

Wie ein Schlag mitten ins Gesicht. Ich bin tödlich verletzt, von einem einzigen Satz, von einem gnadenlosen Urteil: «Monsieur, da kommen Ihre Tochter und Ihre Enkelchen, um Sie zum Essen zu holen.»

«He, bei dir stimmt's wohl nicht, Alter! Das ist nicht meine Tochter, das ist meine Frau. Ich bin nicht ihr Vater, ich bin ihr Mann! Sieh doch mal genau hin!»

Aber genau das ist es ja. Er hat mich schon ganz genau gesehen, diesen dickbäuchigen, grotesk wirkenden Buddha, die Schuhe ausgelatscht, die Hose viel zu eng, ein dicker Wanst, der über den Gürtel quillt, auf dem kahlen Schädel ein Sombrero, die Angelrute mitten auf den Bauch gepflanzt, wo sie einen zweiten Nabel bohrt, tiefer als der natürliche. Der richtige Nabel ist übrigens unter der übermäßigen Taille verschwunden – 117 Kilo, das treibt auf! Seit heute morgen fischen wir Seite an Seite. Wahrscheinlich wurmt es ihn, daß ich Glück habe, während er leer ausgeht. Er kann natürlich nicht ahnen, daß ich jeden Abend, bevor ich zu unserem kleinen Haus am Ufer der Ariège zurückgehe, das Loch im Flußbett mit Ködern versorge, das ich extra zu diesem Zweck oberhalb des Wirbels angelegt habe. Eine regelrechte Zucht ist dort entstanden, gekennzeichnet durch einen roten Ziegel im groben Kies des Bachbettes. Morgens, wenn ich ankomme, verberge ich die Markierung unter dem Korb und werfe die Angel aus: sofort beißen sie an. Im Ort sagt man: Wenn der Doktor heute nichts fängt, lohnt es sich gar nicht erst, zum Fischen zu gehen. Aber meine Künste nützen nicht viel. Im Korb zu meinen Füßen liegen ungefähr zehn

Barben. Das sind zwar gut 3 Kilo, aber sie sind nur als Fischsuppe genießbar. Zum Glück hat Monique ein besonderes Rezept erfunden: man macht aus den Abfällen der Fische einen Sud und passiert die gut gekochten Barben durch ein Sieb, um die Suppe einzudicken, und fügt schließlich noch einen Tropfen Jod hinzu, um den Meeresgeschmack zu betonen (Vorsicht, ein Tropfen, nicht zwei!), dann geröstetes Brot und geriebener Parmesan dazu und heiß servieren. Alle tun sich daran gütlich, außer mir natürlich. Mir stehen lediglich zwei Löffel Suppe und eine Brotkruste zu. Nicht mehr! Sie verstehen, mein Gewicht! Man sollte immer hungrig vom Tisch aufstehen, versichern die Schlanken, die sich da gut auskennen. Sie stopfen sich zwar voll, aber das macht nichts, sie können essen, so viel sie wollen und werden nicht dick, während unsereiner ständig hören muß: «Vorsicht, sehen Sie doch nur mal, wie Sie aussehen!» Und ob ich mich sehe! Ich sehe mich nicht nur, ich fühle mich, und ich hasse mich, wie alle Dicken, meine Brüder und Leidensgenossen. Morgens beim Erwachen empfinde ich als allererstes, noch bevor ich überhaupt einen klaren Gedanken fassen kann, das erdrückende Gewicht meines Körpers. Der Dicke weiß, im Moment, wo er wach wird, daß er in einen Panzer eingeschlossen ist, der alles Lebendige in ihm zu ersticken droht. Er öffnet die Augen, betrachtet im Halbdunkel des Zimmers seine Wurstfinger, quält sich mit seinen steifen, schmerzenden Gelenken aus dem Bett und steht wieder vor seinem ganzen Elend und Mißgeschick. Es ist vorgekommen, wochenlang, daß ich mich aus dem Bett rutschen ließ und auf allen Vieren umherkroch, um die Mechanik meines Körpers überhaupt so weit in Gang zu bekommen, daß ich aufstehen konnte. Grotesk!

Wieder werde ich diesen schwerfälligen Körper mit mir herumschleppen müssen, einen ganzen Tag lang; so viele Tage! Was würde ich nicht darum geben, ein anderer zu sein! Alles, wenn ich nur auf natürliche Weise schlank wäre. Und wenn ich mit Dummheit dafür bezahlen müßte? Macht nichts, nur schlank sein! Im übrigen legt man sich nie Rechenschaft darüber ab, daß man blöd ist, aber man weiß jeden Augenblick, daß man dick ist. Und wenn man es einmal vergißt, wird man prompt von den anderen daran erinnert, zum Beispiel von meinem Nachbarn: er hat meine Frau für meine Tochter gehalten, und dabei bin ich erst 32 Jahre alt. Schließlich versucht man seine Leibesfülle hinter Kleidungsstükken zu verbergen, die schlank machen sollen: schwarzes Messnerkostüm, als ob irgend etwas meinen Hüftumfang von 1,31 Metern verbergen könnte, viel zu umfangreich, um in einen normalen Sessel zu passen. «Nehmen Sie doch den da, der ist bequem.» Die Hausherrin hat mit einem schnellen Blick die Situation erfaßt: In diesen da wird er niemals hineinpassen, und außerdem wird er mit ihm zusammenbrechen.

Zum Baden hülle ich mich bis zum letzten Augenblick in einen zu langen Bademantel, der meine Füße verbirgt. Mit meinem Bauch, dick wie eine Tonne, müßte ich mich in jedem Fall nach vorne beugen, um meine Zehen betrachten zu können: direkte Sicht ist nicht möglich. Das Baden bringt dem Dicken eine seiner seltenen Freuden. Im Wasser fühlt er sich leicht, Fett schwimmt oben, wie man ja weiß. Er sieht sich dünner, so ähnlich wie in einem Spiegelkabinett: man stellt sich vor dem Hohlspiegel auf; je weiter man sich entfernt, um so schmaler wird die Gestalt. Währenddessen brüllen die Dünnen vor dem gewölbten Spiegel nebenan. Ein menschlicher Dickhäuter ist ja dermaßen lächerlich! Auf den Jahrmärkten hat die 200-Kilo-Frau einen Riesenerfolg, mit oder ohne Bart. Kein Schausteller hat jemals einen dürren Mann ausgestellt, das würde die Leute nur zum Weinen bringen. Die Mageren wirken traurig, während die Rundlichen Fröhlichkeit ausstrahlen. Ich erinnere mich eines wunderbaren Buches aus meiner Kindheit: Filifers et Patapoufs. Dünn wie eine Bohnenstange war ich damals. Meine Sympathie galt damals natürlich den Patapoufs, pausbäckige, frohe Genießer, glücklich, immer eine Wurst in der Hand, während die gelben und vertrockneten Filifers alle unangenehmen Arbeiten verrichteten. So verschafft man den Leuten ihren Ruf. Die Dicken sind da um zu fressen, Späße zu machen und zu schlafen, die Dünnen, um die Pflichten der Gesellschaft zu übernehmen, um leistungsbewußt und seriös zu sein.

Ich weiß nicht, ob die Juden die Anekdoten über Juden lieben und die Schotten die Schottenwitze, aber ich weiß, daß die Dicken einen Abscheu vor Geschichten über Dicke haben, selbst wenn sie oft vorgeben, sich über sich selbst lustig zu machen. Am Ende eines jeden Festessens findet sich immer ein vollgestopftes Dickerchen, das seine Leidensgenossen verrät, indem es über die Dicken herzieht und angeblich komischgroteske Geschichten über sie erzählt. Der Erfolg ist ihm sicher, armer Doppelzentner-Clown. Übrigens, gibt es überhaupt magere Clowns? Nachdem ich es müde war, immer dunkle Anzüge zu tragen, die leicht schmutzig wurden und in denen ich im Sommer vor Hitze fast einging, ging ich zu längsgestreiften über, die schlanker machen sollen, und schließlich, nach und nach, gab ich auf. Zum Zeitpunkt der Episode beim Fischen bestand mein bevorzugter Anzug aus grünem Tweed mit braunem Fischgrätenmuster, der mich in ein wahres Butterfaß verwandelte. Außerdem trug ich sehr oft einen weinroten Blazer mit dunklen Streifen, diese allerdings in Längsrichtung – immerhin. Wie habe ich das nur fertiggebracht?

Unzählige Dicke versinken so in einem schamlosen Exhibitionismus, der ganz augenscheinlich unbewußt ist. Sie halten aller Welt ihre entblößte Unförmigkeit entgegen: grell gefärbte Miniröcke über hervorquellenden Schenkeln, wackelnde Hintern an der Luft und Bäuche, die über Gürtel hängen, die man treffender als Unterbauchgurte bezeichnen sollte. Man täusche sich nicht: sie verabscheuen ihr Schicksal, haben die Hoffnung verloren und provozieren die anderen.

Andere dagegen leben hinter geschlossenen Türen, gehen nur nachts aus, vermeiden es, vor Spiegeln vorbeizugehen, und flüchten vor ihrem eigenen Abbild in den Schaufenstern. Flucht ohne Ende. Sich niemals sehen, das ist das Problem. Man muß ermessen, was eine Frau empfindet, wenn sie in eine Boutique geht und dort von einer gertenschlanken Verkäuferin mit ungewollter Grausamkeit zu hören bekommt: «Es tut mir leid, gnädige Frau, wir führen nur bis Größe 44. Sehen Sie doch nebenan nach bei «Vollschlanke Damen.»»

Eine Klientin erzählte mir die Szenen eines immer wiederkehrenden Alptraums. Mit einer leichten Bewegung schlüpft sie aus ihrer dickbäuchigen Eselshülle; dann, ganz leicht, steigt sie zuerst auf, fliegt, schwebt, um dann hinabzutauchen wie im freien Fall. Das Fallen dauert an, wird zur Ewigkeit, die Luft wird dicker und dann, trotz ihrer tonlosen Schreie, ihres vergeblichen Widerstrebens, wird sie in einen finsteren Abgrund gesaugt. Am tiefsten Punkt wird sie in eine Mumie eingeschlossen, und endlich kann sie schreien. Ihr Schrei weckt sie: Schwerelosigkeit und Versinken im Morast.

Es ist Ihre Leber, sagt ihr Arzt, Sie essen zu fett. Er hat vergessen, daß sie sich seit einem Monat abmüht, der Diät von 800 Kalorien ohne Fett und Zucker zu folgen, die er ihr selbst verschrieben hat. Die Leber!

Wie viele haben nicht im Verlauf ihrer Hungerkuren ähnliche Träume gehabt. Diese relative Schlankheit, die zum Preis übermenschlicher Anstrengungen erworben wurde, ist so wenig dauerhaft. Morgen wird der erste normale Bissen die ganze Anstrengung zunichte machen, denn wir sind nicht wie die anderen. Wir sind krank.

Ich hätte gerne einen heiteren und in sich ruhigen Bericht geschrieben. Aber das war nicht möglich Ich habe diesen Kampf gegen meine eigene Krankheit, den Kampf gegen die damit verbundenen Vorurteile mit solcher Leidenschaft und mit solchem Zorn geführt, daß ich nicht in einer besonnenen, neutralen Weise darüber berichten kann. Wenn ich meine Erinnerungen wieder hervorrufe, finde ich meine Erbitterung wieder, meine Verzweiflung und den bitteren Geschmack der Ungerechtigkeit, deren Opfer der wirkliche Fettkranke dauernd wird und von der niemand, wirklich niemand ihn befreit.

Und heute morgen also dieser Schock. Das Wetter ist schön, es ist Frühling. Die Ariège, angeschwollen von der Schneeschmelze, hastet Toulouse entgegen. Ich bin in romantischer Stimmung, fast glücklich. Als die Sonne ihren höchsten Punkt erreicht hat, ziehe ich mein Hemd aus, um ein wenig braun zu werden. Warum soll ich nicht auch das Recht haben, mich zu sonnen?

Verlegen gemacht durch die neidischen Blicke meines Nachbarn bei jedem schönen Exemplar, das ich aus dem Wasser ziehe, versuche ich höflich zu sein:

«Sie sollten nicht mit Maden im Schmelzwasser fischen. Wasserwürmer sind da besser.»

Ich gebe ihm einige. Trotzdem fühle ich, wie sein Zorn wächst.

Ich höre ihn förmlich denken: «Er regt mich auf, dieser Dicke. So wie der aussieht, müßten die Fische eigentlich die Flucht vor ihm ergreifen. Er könnte für die anderen auch noch ein paar übriglassen. Der kriegt wohl zu Hause nicht genug zu essen!»

Er wartet mit Ungeduld darauf, daß ich gehe, um meinen Platz einzunehmen, von dem er fühlt, daß er besondere Vorzüge haben muß. Immer häufiger blickt er zu mir herüber, bemerkt endlich die kleine Gruppe, die sich nähert, die Kinder, die auf den Kieseln vor ihrer Mutter einherstolpern.

«Monsieur, da kommt Ihre Tochter . . .»

Ich erstarre. Bald werde ich tatsächlich mit diesem Körper alle Demütigungen, die überhaupt nur vorstellbar sind, erlitten haben. Diese da jedenfalls überschreitet das erträgliche Maß. Irgend etwas in mir schreit «Ich kann nicht mehr, ich will nicht mehr, ich will nicht mehr dick sein».

Es sind oft nur wenige einschneidende Ereignisse, die einen Lebenslauf bestimmen. Dieser Mann aber gehört zu meinem Schicksal.

Ich frage immer meine ratsuchenden Patienten: «Warum möchten Sie abnehmen. Wer drängt Sie dazu?» Die Antworten wechseln. Die wirklich Schlanken schieben oft fadenscheinige Rechtfertigungen vor.

«Weil ich keine Kleider mehr finde, die mir passen.»

Die Gründe der Dickeren beschreiben das wirkliche Problem.

«Weil ich einfach nicht mehr kann. Ich bin an einem Punkt angekommen, wo ich mich lieber umbringen möchte, als ein Leben voll Lächerlichkeit zu führen; und weil ich Angst habe, daß diejenigen, die ich liebe, sich von mir abwenden, mich verlassen.»

Die Furcht, der Zweifel, die Scham, mehr als alle Schmerzen, das ist der wahre Feind.

Ein Mann von etwa dreißig Jahren hat mir seine Gründe, die den meinen sehr ähnlich waren, geschildert. Er erzählt:

«Ich verbringe die Ferien mit meiner Familie in der Bretagne. Als ich vom Strand komme, gehe ich zur Auslage einer Bonbonverkäuferin, um Süßigkeiten zu kaufen – natürlich nicht für mich, ich esse niemals welche –, sondern für meine Kinder, die schlank sind wie ihre Mutter. Die gute Frau sagt zu den Kindern: ‹Die sind doch nett, diese Opas, die ihre Enkelchen verwöhnen. Habt ihr ihn gerne, euren Opa?› Ich habe nicht gewagt etwas zu sagen. Die Kleinen haben gelacht. Wenn ich die Frau verbessert hätte, hätte sie bestimmt gedacht: ‹Schon wieder einer von diesen alten fetten Kerlen, die niemals genug zu fressen kriegen können. Und außerdem müssen sie sich auch noch junge Frauen zulegen!› Verstehen Sie mich jetzt, Doktor?»

Und ob ich ihn verstehe!

2

Einen Beschluß fassen ist eine Sache, ihn durchführen eine andere. Wie oft habe ich mir gesagt: «Von jetzt an rauche ich nicht mehr.» Es dauert acht oder vierzehn Tage, manchmal einen Monat, und wieder rauche ich eine nach der anderen, allen Schwüren zum Trotz.

«Morgen fange ich wirklich mit der Diät an.»

Es ist immer der nächste Tag.

Dieses Mal aber war der Schlag zu hart. Mit 32 Jahren für den Vater der Frau gehalten zu werden, die ich liebe und wo mein sehnlichster Wunsch ist, daß wir niemals aufhören werden uns zu lieben, ist ein zwingender Grund. Ich werde kein Gelübde ablegen: «Wenn ich damit Erfolg habe, dann werde ich dies oder jenes tun.» Die Entscheidung ist unwiderruflich: «Ich werde nicht mehr dick sein, lieber verrecken!»

Mit einem Schlag wird mir klar, wie oft ich leichtfertig gegenüber Klienten war, die mit der Bitte zu mir kamen: «Doktor, ich möchte abnehmen.»

Wie können sie mich überhaupt bitten, sie zu behandeln, wo ich doch selbst noch wesentlich dicker bin als sie?

Als ich nach der Rückkehr aus dem Krieg anfing, meine Haare zu verlieren, fuhr ich nach Paris, um eine Koryphäe von internationalem Ruf zu konsultieren. Es ist eine Stummfilm-Konsultation. Ich neige den Kopf nach vorne, der Meister wirft ein Auge darauf, setzt den Finger auf eine besonders fettige Stelle, setzt sich an seinen Schreibtisch und reicht mir ein Rezept. «Wenden Sie das sorgfältig an.»

Während er schreibt, bemerke ich seinen Schädel, glatt wie mein Knie, glänzend wie eine gut polierte Billardkugel.

Damals war ich im dritten Jahr meines Medizinstudiums. Ich begriff auf einmal, daß dieses «Machen Sie, was ich Ihnen sage, machen Sie nicht, was ich tue» ein philosophisches Grundprinzip gewisser Ärzte ist. Natürlich ließ ich das Rezept nicht anfertigen, und trotz der verschiedensten Shampoos (ich empfehle ganz besonders Eigelb mit Rum: ein Eigelb, ein Fingerhut brauner Rum, schütteln und kräftig in die Haare einmassieren. Trotz Ermangelung jeglicher Wirksamkeit ist das Ergebnis doch ergreifend, wenn man sich im Laufe der Handlung im Spiegel begutachtet), trotz dieser Shampoos also wurde ich kahlköpfig. Das ist nicht so störend, wie manche glauben, denn eine Glatze fühlt man nicht. Es stört eigentlich nur, wenn man sich im Spiegel sieht oder die Stellen, wo man noch ein paar Haare hat, kämmt. Die Fettleibigkeit dagegen ist einem immer bewußt, und wenn man sie durch Zufall doch einmal vergißt, dann hat sie schmerzliche Mittel, sich sofort wieder in Erinnerung zu bringen.

«Doktor, ich möchte abnehmen.»

«Sie haben recht. Wir wollen mal sehen.»

Gewicht: 82 kg (35 weniger als ich!). Untersuchung: Blutdruck, Röntgenaufnahme, Abhören. Nichts Krankhaftes festzustellen. Gut. Ich ziehe aus der Schublade zu meiner Linken einen Diätplan, von dem eine Firma mir hundert Vordrucke zugesandt hat. Rezept: Appetitzügler, Schilddrüsenextrakt und entwässernde Medikamente, 12 Minuten insgesamt, 8–10 Francs Honorar zu jener Zeit, ganz genau erinnere ich mich nicht mehr. Das war also die Art, wie ein Praktiker glaubte – ich wie alle anderen auch –, seine Pflicht gegenüber einem Fettkranken erfüllt zu haben. Im Grunde fällt niemand darauf herein: Der Patient weiß, daß er doch nicht abnehmen wird – Konsultationen wie diese hier hat er schon zehnmal mitgemacht, seitdem er dick geworden ist, und der Arzt glaubt im Grunde nicht, daß Fettleibigkeit heilbar ist.

Warum hat man eigentlich nie einen Erfolg?

Ich verbringe diesen Sonntagnachmittag damit, über das Problem nachzudenken: es liegt wahrscheinlich daran, daß die Patienten niemals ihren Diätplan genau einhalten. Ich aber bin entschlossen, dem meinen ernsthaft zu folgen. Die Dicken essen zu viel, oder nicht? Eine andere Erklärung gibt es scheinbar nicht dafür, daß sie so dick werden.

Ich blättere einige Zeitschriften durch, um die Frage zu klären. Nicht viel Neues außer chemischen Untersuchungen, die für mich viel zu kompliziert sind. Ich bin Kliniker, ich glaube zuerst an das, was ich sehe, was ich ertaste, mit meinen Sinnen erfasse, was ich höre. So haben mir meine Lehrer die medizinische Praxis vermittelt, und dafür werde ich ihnen niemals genug danken können. Der Professor Rieser und der Professor Tapie wären zweifellos sehr erstaunt, wenn sie feststellen würden, welchen Respekt ich heute ihrem Lehrsatz entgegenbringe: «Ein Arzt stellt seine Diagnose zuerst ganz alleine, erst dann sieht er sich zur Sicherung die Röntgenbilder und die Laborergebnisse an.» Es gibt einen Konsultationsplan, von dem ein Praktiker sich nie entfernen sollte: Befragung, körperliche Untersuchung, zusätzliche Untersuchungen.

Morgen werde ich diesen Plan sorgfältig anwenden, um den Erfolg meines Unternehmens zu sichern.

Die Festlegung der Therapie, der ich mich selbst unterziehen will, soll einen feierlichen Charakter haben, so eisern bin ich zum Erfolg entschlossen. Ich setze mich an meinen Schreibtisch und fülle meine Karteikarte aus:

Moron Jacques – 32 Jahre. Verheiratet – 3 Kinder – praktischer Arzt. Ich befrage mich: «Welche wichtigen Krankheiten haben Sie gehabt?»

Nicht viel. Die Kinderkrankheiten. Merkwürdig, wie gut ich mich daran erinnere. Den Keuchhusten, bei meinen Großeltern in Clermont. Es war die Zeit der Erdbeeren, die ich furchtbar gern mochte. Sobald ich welche gegessen hatte, fühlte ich den Hustenanfall kommen und hopp! Ade die Erdbeeren. Neue Füllung, neuer Anfall. Ich muß vier Jahre alt gewesen sein. Dann die Röteln: Eines Morgens wacht man auf, es juckt!, schnell die Creme; man darf sich nicht kratzen, sonst bleibt eine Narbe zurück. Der Mumps: wunderbar, man spürt nichts, keine Schule, ein Handtuch über dem Kopf zusammengeknotet, Watte über den Speicheldrüsen, ein Mondgesicht wie der Hanswurst im Film, der zum Zahnarzt kommt. Was sonst noch? Ein ganzer Reigen von

Anginen, phlegmonöse, Monozyten-, Scharlachanginen, die letzte ganz kürzlich noch, vor drei Monaten, bei der Geburt von Denis. Ah! Vielleicht auch noch die Kinderlähmung, mit großem Vorbehalt allerdings, denn das war in meiner frühen Kindheit und ich muß mich auf die Erzählungen meiner Mutter verlassen, die auf diesem Gebiet einen Hang zur lyrischen Übertreibung hat. Wenn ich ihren Erzählungen Glauben schenken soll, dann haben alle in unserer Familie sechsmal im Koma gelegen und haben zwölfmal die letzte Ölung empfangen. Eines jedoch ist sicher: wenn wir in meiner Jugendzeit in die Bourgogne in Ferien fuhren, widmeten wir jedes Jahr einen Nachmittag dem Danksagungsbesuch bei der Doktorin, die mir damals das Leben gerettet haben soll. Es war abscheulich. Wir befanden uns vor einer «Dame», die ich nicht kannte, meine Mutter weinte vor Dankbarkeit, ich küßte meine Retterin und sagte: «Ihnen verdanke ich es, daß ich noch lebe», und dann gingen wir endlich Orangenlebkuchen einkaufen sowie einen Vorrat von Schwarzen-Johannisbeer-Likör: der einzige schöne Augenblick des ganzen Tages.

Ich habe die Magerkeit vergessen! Aber das ist keine Krankheit, obgleich ich ganze Fässer Lebertran geschluckt habe und hektoliterweise Kalksirup. Wenn unser Hausarzt aus le Puy mich heute sähe, würde er wohl nicht schlecht staunen. Die Magerkeit ist ein Glück, das man sich mit allen Kräften sorgfältig erhalten sollte.

Ich bin eifrig und trage die Alben mit Familienfotos zusammen, um mir meine Entwicklung zum Fettwanst selbst anschaulich zu machen.

Da bin ich, ganz nackt, mit sechs Monaten, platt auf dem Bauch auf dem Kissen des Fotografen, den Hals zur Kamera hin verdreht, und vermeide es zu ersticken, indem ich mich mit den Armen hochstemme. Schöner runder Po, nicht mehr. Jacques vier Jahre alt, weißes Matrosenkostüm, mit meinem Großvater mütterlicherseits, dieser ganz Napoleon III., kleines Bärtchen. Was für einen Bauch er hat! Ich sitze ganz vorne auf der Spitze der Knie, dermaßen viel Platz nimmt der erbliche Bauch ein. Sicher 120 kg, 130 vielleicht. Ich scheine mager zu sein, trotz der Ponyfrisur à la Jeanne d'Arc. Aha, jetzt kommt die Serie «Preisverteilung». Mein Vater hat unter die Fotos die Klasse und das Jahr geschrieben, mit seiner wunderbaren Schrägschrift: Jacques 3. (1930), Jacques 6. (1933), Jacques 8. (1935). Das Bild ist immer das gleiche, Matrosenanzug, Pony, Magerkeit. Der Bücherstapel für gute Leistungen – es ist nicht mein Verdienst, meine Eltern, beide Volksschullehrer, gaben mir jeden Tag den Gegenwert von etwa drei Privatstunden – wird im Laufe der Jahre immer niedriger. Im dritten Schuljahr sieht man hinter den aufgestapelten Symbolen meines Schülerruhms kaum mehr als den Pony oben und die dürren Storchenbeine unten. In der achten Klasse ist das Gesicht weitgehend freigelegt. Sieh mal an, ich habe die kurzen Hosen gegen lange eingetauscht – sicher, um meine Stelzen zu verbergen. Immer noch der Matrosenkragen. Und später dann keine Fotos mehr. Der schulische Ruhm hatte zweifellos ein Niveau erreicht, das für zu niedrig erachtet wurde. Ich glaube mich zu entsinnen, daß ich vor dem Abitur nur noch einen Preis in Sport erhielt. Ich muß gestehen, daß ich zu dieser Zeit dem Sport mehr Zeit widmete als der Trigonometrie.

Jacques mit achtzehn Jahren. Ein historisches Bild, Aufbruch in den Maquis. Ich bin so mager, daß man eher an eine Wiederkehr aus dem Konzentrationslager denken würde: Die Steckrüben der Besatzungszeit haben ihre Spuren hinterlassen. Ende des Krieges, Ende des ersten Teils, die Haare gehen langsam aus, und ich bin immer noch mager, obwohl ich mir einen besonderen Ruf erworben habe, als ich nach Hause zurückkomme, den des größten Essers des Regimentes. In Deutschland ist mir die unschätzbare Heldentat gelungen, sieben Kochgeschirre voll Nudeln hinunterzuschlingen, ohne daran zu sterben. Allerdings kann einem dabei für das restliche Leben die Lust vergehen, jemals wieder Nudeln zu essen.

Wechseln wir mal das Album: die Familie. Mein Vater, Flieger im Krieg von 1914: ein schöner, schlanker Mann, mit verführerischem Schnurrbart. Meine Mutter, holla! Vollbrüstig, sicher 70 kg. Die Heirat von Jacques: nicht übel, dieser Typ als Bräutigam. Suchen wir mal die Dicken: mein Onkel Edmond, Bruder meiner Mutter, genannt Edmond der Dicke, um ihn von dem anderen Edmond zu unterscheiden, dieser schlank, Ehemann der Schwester meiner Mutter, die selbst dicklich ist. Eine schöne Fettdyna-

stie! Meine Mutter ist mager geworden, mein Vater hat etwas
Bauch bekommen. Allerdings muß man sagen, daß bei uns gut
gegessen wird (ich erinnere mich, daß am Ende gewisser Familien-
essen diese Herren sich an Brummkreisel-Wettkämpfen ergötzten:
Sieger war derjenige, dem es gelang, sich am schnellsten auf einem
Tisch zu drehen, indem er seinen wohlgerundeten Wanst als
Rotationsachse benutzte. (Man spielt halt die Spiele, die man
kann!)

Genug betrachtet. Fassen wir zusammen, Doktor! Ich schreibe:
«Vorgeschichte. Großvater mütterlicherseits, 120 Kilo. Mutter,
Tanten, Onkel ebenfalls von der Mutter herstammend: dick. Normale Kinderkrankheiten, Anginen (Polio?), unbeeinflußbare Magerkeit; Heirat mit 24 Jahren, 82 Kilo.»

Das ist der Anfang. Kein Sport mehr. Pantoffeln, Beginn des
Berufslebens, Entdeckung eines besonderen Frankreich, das des
guide Michelin, überall mit nahrhaften Sternen übersät; Auto.
Ergebnis: 10 Kilo pro Jahr.

Die Diagnose ist klar. Ich notiere: *«Verbürgerlichungs-Fettsucht».*

Und wie ist mein Gesundheitszustand? Wiederholte Anfälle
von Hexenschuß, Ischiasschmerzen. Unmöglich, in ein Boot zu
klettern oder auf ein Motorrad zu steigen. Der Cha-Cha-Cha,
damals sehr in Mode, wird für mich zur Qual. Eine Stunde pro
Tag verbringe ich beim Krankengymnastiker. Trotz all seiner
Mühen erreicht er nichts. «Sie müssen abnehmen. Sie sind zu
schwer.»

Das ist ganz offensichtlich. Ich habe es auch mehrmals versucht: Ich habe das Brot weggelassen, die Getränke einge-
schränkt, Hülsenfrüchte und Kartoffeln durch grünes Gemüse
ersetzt. Die Resultate sind mittelmäßig und schnell wieder zunichte gemacht. «Was der Mund angerichtet hat, muß der Mund auch
wiedergutmachen», sagt ein deutsches Sprichwort.

Untersuchung: Auskultation, Röntgenaufnahme, verschiedene
Laboruntersuchungen, die Akte ist vollständig, kein Ergebnis.
Gute Gesundheit, außer den Schmerzen an der Wirbelsäule und
der Kurzatmigkeit durch das Übergewicht: 117 Kilo.

Therapie: 14. April 1957. Erstens eine strenge Diät. Grundprinzip: «In Buchenwald haben alle abgenommen.» Kein Einwand!

Also morgens ein Glas Fruchtsaft; mittags 200 Gramm Fleisch, ohne Fett in Teflonpfanne gebraten, Salat mit Paraffinöl angemacht, Zitrone, ein Yoghurt, ein Zwieback; abends Fisch oder Ei, grünes Gemüse, eine Kugel Butter, ein Stück Obst (Apfel oder Orange), ein Zwieback. Und Ströme von Wasser. Das sind so ungefähr 1500 Kalorien pro Tag.

Zweitens werde ich mit einem solchen Diätplan vor Hunger eingehen. Also eine Tablette Amphetamin um 11 Uhr und um 18 Uhr.

Drittens muß das Fett verbrannt werden, das ich gespeichert habe: zwei Tabletten mit Schilddrüsenextrakt à 100 Milligramm. Nicht zu vergessen das gespeicherte Wasser: jeden zweiten Morgen ein Diuretikum, ein entwässerndes Medikament also.

Ich lese es noch einmal durch, befinde diese Therapie für gut und unterschreibe. Ich habe die einmal gelernte Lektion genau angewandt. «Fettsucht 1957». Sehr gute Note. Auf den Weg also.

Die Ergebnisse der ersten Woche übertreffen die Erwartungen. Ich bin ein anderer Mensch geworden. Ein Flugzeugmotor scheint in meinem Organismus eingebaut zu sein. Ich sause einher, unaufhörlich in Bewegung, fast habe ich den Eindruck, zu dröhnen. Ich bin von überschäumender Aktivität; die Nahrungsmenge, die ich festgesetzt habe, ist viel zu groß für meinen neuen, auf ein Minimum reduzierten Appetit. Die Nacht ist auf einmal viel zu lang und vier Stunden Schlaf genügen mir. Ich fühle mich von einer weit überdurchschnittlichen Intelligenz und frage mich, wie ich diese neue Entdeckung wohl verwerten kann. Mein Gewicht saust nach unten, die Schmerzen verringern sich. Von einem Montag zum nächsten verliere ich 7 Kilo. Völlige Begeisterung.

Die zweite Woche ist weniger ermutigend: Eine gewisse Müdigkeit stellt sich ein, verständlich in Anbetracht des schnelleren Lebensrhythmus, den ich mir zugelegt habe. Aufstehen morgens um 5 Uhr, Gymnastik, ein Glas Wasser mit dem ersten Amphetamin (eines mehr, damit es schneller geht) und dem Diuretikum (alle Tage, um mich schneller zu leeren), Arbeit während des ganzen Tages, immer unter dem Eindruck der sehr schnellen Auffassungsgabe. Ich bin aber doch ein wenig zu gespannt und aufgeregt und füge deshalb zum Schilddrüsenextrakt eine kleine

Dosis eines Beruhigungsmittels hinzu. Mein Schlafmangel wird langsam zur Schlaflosigkeit. Eine Diät von 1000 Kalorien stellt kein Problem dar, mein Hunger ist ganz verschwunden. Nur 3 Kilo diese Woche. Immerhin macht das in vierzehn Tagen 10 Kilo.

Die Phase der Glückseligkeit ist zu Ende. Langsam verdrängt die Müdigkeit die Überaktivität; die Beruhigungsmittel können nicht verhindern, daß das Aufgeputschtsein zur Fieberhaftigkeit wird; ich fange an, leicht zu zittern, wenn ich mein Glas in die Hand nehme, dauernd bin ich durstig und, Unglück über Unglück, mein Hunger kehrt zurück. Ich betäube ihn mit einem Apfel morgens, einer Scheibe Schinken mit einem Zwieback mittags und 2 Eiern am Abend. Ich habe gesagt, ich werde durchhalten, und ich werde durchhalten!

Ich halte tatsächlich durch, mit fast übermenschlicher Anstrengung. Nach und nach wird der Gewichtsverlust winzig. Ich treffe einen meiner Freunde, der auch Arzt ist. Ich erzähle:

«Wissen Sie, mit einem Apfel morgens, einer Scheibe Schinken mittags und 2 hartgekochen Eiern abends nehme ich nicht mehr ab. Was soll ich tun?»

Er, lächelnd: «Lassen Sie eines der hartgekochten Eier am Abend weg.»

Der Sauhund, sicher denkt er, ich fresse den ganzen Tag lang Schokolade. Meine Faust in deine Fresse, ja! Siehst du nicht, daß ich außer mir bin, halb verrückt, vollkommen durcheinander? Ich habe es fertiggebracht, ihm den Rücken zu kehren, ohne ihn niederzuschlagen.

Jeden Abend, wenn ich nach Hause zurückkehre, kommt mir der gleiche Gedanke, erdrückend, bohrend. Wenn das mein Leben sein soll: schlank sein (oder beinahe schlank), keine Schmerzen mehr haben – denn es ist wahr, daß meine Wirbelsäulenbeschwerden verschwunden sind –, aber für den Preis eines solchen Leidens, das ist unmöglich! Und dann meine Haut, ich beobachte sie im Rückspiegel des Autos: unter dem Kinn hängt die Haut in Falten herunter. Und was soll ich von meinem Bauch sagen, der ebenfalls wackelnde Etagen bekommen hat?

Wenn das mein Leben sein soll: entweder schlank und verdammt, oder dick und voller Schmerzen, dann bringe ich mich lieber um. Selbstmord, ja, ich denke daran. Es würde genügen, mit voller Geschwindigkeit mit dem Auto gegen einen Baum zu rasen, niemand würde dahinterkommen: «Er war übermüdet von diesem zu schnellen Abmagern. Er ist zu schnell gefahren. War ein feiner Kerl.» Ein paar Tränen. Meine Frau und die Kinder hätten die Versicherung. Ja, aber weder Mann mehr noch Vater. Halte durch, Jacques, beiß dich durch, beiß dich durch. Das wird vorbeigehen. Das Härteste ist überstanden.

Ich habe noch ein wenig standgehalten. Bis zu dem Zwischenfall mit dem kleinen Schinken: Ein Kollege hatte mich zu einer Konsultation gebeten. Er parkt seinen Wagen etwa hundert Meter vor der Wohnung seines Patienten und wir gehen die Geschäfte entlang, die zahlreich sind in dieser Straße. Plötzlich halte ich jäh inne, ja, ich bleibe stehen wie ein Hund vor der Auslage eines Metzgers. Hinter dem Schaufenster, einsam auf einer Platte, eine gekochte Schweinshaxe. Ich bin wie versteinert, eine innere Gewalttätigkeit läßt mich nicht weiter, eine Stimme in mir schreit: «Hau die Scheibe ein, nimm es. Friß! Friß!» Es ist vollkommen blödsinnig: Das Geschäft ist offen, ich habe Geld, ich kann ohne weiteres hineingehen, die Schweinshaxe kaufen und sie im Weitergehen hinunterschlingen. Aber nein, der Rückfall muß alle Grenzen sprengen, die Scheibe muß zerbrochen und es muß gestohlen werden, weil ein Mensch wie ich nicht das Recht auf Essen hat, nein, er hat kein Recht dazu. Plötzlich wird mir bewußt, daß ich dastehe, in mich zusammengesunken, vollständig benebelt vom Anblick dieser Schweinshaxe; ich fühle den Blick meines Kollegen auf mich gerichtet, einige Schaufenster weiter. Ich reiße mich von der schmerzlichen Versuchung los und hole ihn ein. Er sagt mir:

«Hör zu! So kannst du nicht leben. Du wirst dabei noch deine Haut zu Markte tragen. Du bist um zwanzig Jahre gealtert (noch mal!). Iß wieder normal. Hör auf, dieses Dreckzeug zu schlucken und komm wieder zu dir.» Der Hunger, der Durst haben immer das letzte Wort.

Wie in dieser Geschichte: Eine Frau, ungefähr vierzig Jahre alt, gut angezogen, irrt im Juli während eines besonders heißen Tages über die Champs-Elysées. Der Arzt, der ihre Übergewichtigkeit «behandelt», hat ihr versichert:

«Sie sind noch voll von Wasser. Getränke sind strikt untersagt, außer dem Tee mit Zitrone ohne Zucker morgens.»

Diesen Tee, sie trinkt ihn wie eine Verdurstende in der Wüste, die von einer Karawane gerettet wird, mit ganz kleinen Schlucken, die Zeit verlängernd, den feuchten Geschmack so lange wie möglich in der Kehle behaltend. Dann kommt der Durst zurück. Am Ende ihrer Kraft verläßt sie das Haus. Sie geht die Terrasse eines Cafés entlang, sie hält es nicht mehr aus. Ein Kellner stellt einem Gast ein kühles Bier auf den Tisch. Voller Gier, blitzschnell, ergreift sie das Glas und leert es mit einem Zuge vor den Augen des verdutzten Mannes. «Entschuldigen Sie. ich konnte einfach nicht mehr!»

Ich habe diese Erzählung geglaubt, as ihre Urheberin sie mir erzählte. Eine solche Geschichte läßt sich nicht erfinden. Man kann die Erinnerung an Schmerzen vergessen, aber nicht die an Hunger und Durst von diesen Ausmaßen.

Ich habe den Rat meines Freundes befolgt. Nach dreißig Tagen bereits habe ich all die Pfunde wieder mit mir herumgeschleppt, die ich in drei qualvollen Monaten verloren hatte, und dazu noch eine Zugabe von zwei Kilo, um mir klarzumachen, daß ich mich wie ein Idiot betragen hatte. Denn diejenigen, die solche Erfahrungen gemacht haben, wissen, daß der Rückfall jedesmal schneller und schwerer ist.

Eine Klientin erzählte mir, daß ihre Bettnachbarin im Sanatorium, eine Frau mit einem bezaubernden Gesicht, aber einem unförmigen Körper, ihr sagte, als sie die Abteilung verließ, auf der sie sich einen Monat lang einer 500-Kalorien-Kur unterzogen hatte: «Weißt du, dieses Mal ist es aus: das ist mein fünfter Versuch und ich habe nicht ein Gramm verloren, jetzt ist es mir egal, ich weiß jetzt, daß ich eine Invalidin bin. Also, wenn ich jetzt hier herauskomme, kaufe mich mir einen Rollstuhl, setze mich hinein und esse so viel ich will. Ich weiß, man wird mich in meinem Wagen schieben müssen, ich werde nicht mehr daraus aufstehen können. Na, wenn schon!»

Von diesem ersten wirklichen Versuch, mich selbst zu behandeln, ist mir lange Zeit eine unglaubliche Müdigkeit zurückgeblieben, eine Neigung zur Depression, die mich fortgesetzt bis an die

27

Grenze zur Schlafkur brachte, ein dauernder innerer Aufruhr. Es ist einfach nicht möglich, daß eine ganze Klasse von Männern und Frauen kein Recht darauf haben, glücklich zu sein, weil sie angeblich so gut wie nichts essen dürfen. Wir, die Dicken, sind die Parias dieser Gesellschaft.

Unannehmbar!

3

Passivität ist nicht meine Stärke. Für einen Kämpfer gibt es, solange es Leben gibt, auch Hoffnung; nur der Tod ist unwiderruflich. Auch für diese Krankheit muß es ein Heilmittel geben: man muß es nur finden. Nur das ist nötig! Aber, Achtung, Kleiner, du glaubst wohl, du seist der Herrgott persönlich. Wie kannst du dir einbilden, daß ein Winzling wie du – ich meine, was das Gehirn angeht, nicht den Leibesumfang – etwas finden wird, was Männer, die unendlich viel intelligenter sind, bisher vergeblich gesucht haben?

Trotzdem habe ich das Recht zu hoffen, selbst wenn diese Hoffnung verrückt erscheint. Warum sollte ich es schlanken Männern überlassen, sich auf die mühselige Suche zu machen, um eine Lösung für das Problem der Fettsucht zu finden. Männern, die selbst gar nicht davon betroffen sind und deren Denken überdies noch durch ihre Erfahrung mit sich selbst verzerrt wird: Für einen von Natur aus schlanken Menschen gibt es keine andere Art, dick zu werden, als zu viel zu essen, und um abzunehmen keine, als weniger zu essen. Laß mal sehen! Wenn es für sie gilt, warum sollte es nicht für alle Leute gelten? Es ist so offensichtlich, daß es dafür keines Beweises bedarf; von der Luft kann niemand leben, also ernährt die Luft auch nicht.

Und doch kenne ich Leute, die von Luft und Liebe lebten und die zwischen zwei Schluchzern 20 Kilo zunahmen, als die Liebe sie im Stich ließ.

«Pah, denkste. Die haben doch den ganzen Tag Bonbons gelutscht, um sich zu trösten. Diese Dicken wissen nicht, was sie tun.

Sie stopfen sich dauernd voll und bilden sich gleichzeitig ein, nichts zu essen, weil sie morgens schwarzen Kaffee ohne Zucker trinken und weil sie von Zeit zu Zeit eine Mahlzeit auslassen. Lernt doch, eure Kalorien einzuteilen: In Buchenwald haben alle abgenommen.»

Genau das! Sprechen wir doch mal von Buchenwald. Nachts träume ich davon, tags denke ich daran. Wie können Leute von einiger Intelligenz ein derartiges Beispiel anführen, um dazu aufzufordern, einem Diätplan zu folgen? Sie wünschen also, daß wir diese Schrecken, diese Greuel erleben, nur weil wir zunehmen, sobald wir etwas essen? Das heißt, äußerst leichtfertig mit den Qualen anderer einverstanden zu sein.

Die Frau eines Freundes, den ich hier Robert nennen will, hatte ein religiöses Gelöbnis im Namen ihres Mannes abgelegt, der selbst nicht gläubig war. Nach langem Suchen hatte sie ihr Traumhaus gefunden. Zu ihrem Unglück hatte jedoch bereits jemand ein Vorkaufsrecht geltend gemacht.

«Wenn der Kerl das Haus nicht kauft, gelobe ich, daß ich Robert dieses Jahr nach Lourdes bringen will, um dort in der Quelle zu baden.» Die Idee einer Frau, die im übrigen selbst nicht sehr gläubig war! Der Vorbesucher gibt sein Recht auf, Robert kauft das Haus, und in ihrer Freude es einzurichten, vergißt seine Frau das Gelübde. Später fällt es ihr erst wieder ein, als im Oktober in einem Lokalblatt eine Meldung erscheint, die die Pilger zu den Grotten daran erinnert, daß die Bäder wegen der niedrigen Wassertemperatur ab nächsten Sonntag geschlossen werden. Der Moment zum Geständnis ist gekommen.

«Robert, ich muß dir etwas beichten! Werde bitte nicht böse, aber ich habe in deinem Namen ein Gelübde abgelegt, für den Fall, daß es uns gelingt, den Kauf abzuschließen.»

«Also so was! Was hast du denn versprochen?» Er ist auf alles gefaßt: eine Geldsumme zu spenden, um einen primitiven Stamm von Kannibalen zum Vegetarismus zu bekehren, sich am Bau eines Denkmals für einen Hippie-Vorläufer zu beteiligen, hundert Kilometer zu marschieren, ohne irgend etwas zu essen . . . Aber das Bad in Lourdes übertrifft seine schlimmsten Erwartungen.

«Und du?!»

Sie fühlt, daß sie mitmachen muß. «Ich werde auch gehen.»
«Gut.»
In die Falle gegangen! Wohl oder übel ist er also hingegangen.
Zwischen zwei Ave Maria hat ihn eine Art von Kirchendiener mit
einem rohen Stoß in den Rücken untergetaucht. Robert zittert
noch heute bei der Erinnerung an dieses Eisbad. Und er ist noch
genauso ungläubig wie früher.

Ich denke an dieses Abenteuer meines Freundes, während meine Frau, mit einem Blick auf meinen Teller, auf dem sich so gut wie
nichts befindet, sagt: «Bitte, sei nicht böse, aber du solltest etwas
weniger nehmen.»

Warum auch nicht ein Bad in Lourdes, wenn wir schon einmal
dabei sind. Wahrscheinlich hilft wirklich nur ein Wunder, das
mich von diesem Fett befreit? Ich dulde die Diäten, die die Dünnen mir auferlegen, aber ich bin deswegen trotzdem nicht weniger
ungläubig.

«Iß nur, Liebling, ich sehe dir zu. Ich sehe es so gerne, wenn es
dir schmeckt.»

Um auf Buchenwald zurückzukommen, so sind die Deportierten an ihrem Diätplan fast alle gestorben. Die überlebt haben,
verdanken ihr Heil nur der Befreiung und nicht einer unwahrscheinlichen Gewöhnung an den Hunger. Im übrigen haben sie
alle nach ihrer entsetzlichen Prüfung wieder zugenommen und
sind alle viel dicker, als sie es vor ihrer Gefangenschaft waren. Wie
kann man es wagen, uns eine solche Lösung vorzuschlagen. «In
Buchenwald haben alle abgenommen, essen Sie nicht, Sie werden
schon sehen.» Oder auch: «Noch nie hat jemand zugenommen,
ohne zu essen.» Es lohnt nicht, sieben Jahre zu studieren, nur um
dann derartige Absurditäten von sich zu geben.

Auf einem sehr anerkannten Kongreß erhebt sich ein Meister,
um einem Arzt zu antworten, der ihm folgende Frage gestellt
hatte: «Ich habe Kranke, die bei einer Behandlung mit einer Diät
von 1000 Kalorien nur einen Monat lang abnehmen und dann
nicht mehr! Was kann man da tun? Wie kann man das erklären?»

Auf die Erklärung wird von vornherein kein Wert gelegt. Was
aber zu tun ist, da ist der Meister unumstößlich sicher: «Es gibt
nur eine einzige Lösung», sagt er strafend «die Hungerkur.»

31

He, Achtung, guter Meister! Einen Moment! Man sollte wissen, nur eines von beiden ist möglich: Entweder ist der Hunger eine Geißel der Menschheit, tötet Millionen von Menschen und ich helfe, ihn zu bekämpfen, oder aber er ist eine therapeutische Methode, und dann verstehe ich überhaupt nichts mehr und schlage den Kopf gegen die Wand, um mich zu überzeugen, daß ich nicht träume.

Sagen Sie mir dann doch bitte auch, was Sie vom Appetit halten. Ein dreijähriges Kind weigert sich, seine Suppe zu essen.

«Iß deine Suppe, damit du so groß und stark wirst wie der Papa.»

Dem Kind ist das völlig egal, es will keine Suppe.

«Wenn du deine Suppe nicht ißt, kriegst du keinen Nachtisch.»

Das Argument zieht mehr, auf geht's: «Ein Löffel für die Mammi, einen für den Pappi.»

Neue Weigerung. Der Ton wird lauter. Der Mund bleibt eigensinnig geschlossen. Der Vater hält die Nase zu, die Mutter schiebt gewaltsam einen vollen Löffel zwischen die Zähne. Das Kind bläst kräftig, die Suppe spritzt in die vorgeneigten Gesichter. Die Tracht Prügel ist unausweichlich geworden, der Vater, auf Aufforderung der Mutter, verrichtet das hohe Werk. Gebrüll des Widerspenstigen, der mit rotem Hintern quer über den Knien des Vaters liegt.

«Du hättest nicht so fest schlagen sollen.»

«Du hast doch selbst gesagt, daß ich ihn bestrafen soll.»

Während dieser Auseinandersetzung zwischen den Vertretern der diätetischen Autorität erbricht das Opfer der Appetitlosigkeit das Wenige, was es hinuntergewürgt hat, auf die Tischdecke.

«Sofort ins Bett ohne Essen.»

Und am nächsten Tag beim Arzt: «Psychisch bedingte Anorexie. Suchen Sie einen Kinderpsychiater auf.»

Der Psychiater wiederum: «Sie dürfen dem Kind nicht Ihren Willen aufzwingen. Seien Sie ihm ein Vorbild. Wenn ein Kind ausgeglichen sein soll, dann müssen die Eltern sich erst einmal entsprechend verhalten. Ich finde, Sie sind ziemlich nervös, Madame. Nehmen Sie dreimal täglich zwanzig Tropfen von diesem Beruhigungsmittel. Lassen Sie das Kind mit sich zusammen am

Tisch essen, damit es sich daran gewöhnt, zu essen, wenn es Sie sieht.»

«Das geht nicht, Herr Doktor.»

«Warum denn nicht?»

«Weil ich nichts esse. Mein Arzt hat mir Appetitzügler verschrieben, und seitdem ist mir die Lust am Essen völlig vergangen. Ich setze mich nicht mehr zu Tisch. Mit einem Yoghurt, drei Äpfeln mittags und drei Äpfeln und einem Yoghurt am Abend habe ich genug.»

«Und da wundern Sie sich noch, daß Ihr Sohn seinen Brei nicht will? Madame, Sie werden zwischen der Gesundheit Ihres Kindes und Ihrer Figur wählen müssen.»

Grausames Dilemma. Also sagen Sie mir doch, lieber Meister, was soll ich tun? In derselben Sprechstunde ein appetitförderndes Mittel für das Kind verschreiben, das «zur Zeit keinen Appetit hat» und einen Appetitzügler für die Mutter, deren Po dicker wird? Das hängt vom Fall ab, werden Sie mir sagen. Ich jedoch bleibe skeptisch. Da sieht man, wohin es führt, wenn man alles auf die Ernährung zurückführt!

Es gibt Menschen, die ein Recht auf Hunger haben und darauf, ihn mit appetitanregenden, gesunden, reichhaltigen und raffiniert zubereiteten Speisen zu stillen, und es gibt Menschen, die dieses Recht nicht haben. Während die anderen sich an allem Erdenklichen gütlich tun, müssen sie Salatblätter mit Paraffinöl ablutschen, oder am besten noch vom Tisch aufstehen und sich in einer Ecke die Nägel abkauen.

Sicher, es gibt Leute, die zuviel essen. «Friß nur immer weiter!» Eine Wurst nach der anderen, dann Fische, Wild, Braten, Käse, Nachtisch, verschiedene Sorten Wein, Kaffee, ein Schnäpschen hinterdrein, damit es besser rutscht, denn es ist offensichtlich, daß man in diesem Stadium des Mahles etwas tun muß, damit es reingeht.

Ein großer Rülpser, ein gutes Mittagsschläfchen auf dem Bauch und man fängt von vorne an, 100 kg! Geschieht euch recht. Ich bin der letzte, der Mitleid mit solchen Fressern hat, denn den echten Fettsüchtigen, die nur wenig essen, fügen sie großen Schaden zu. Eines Tages, wenn sie sich zu sehr vollgestopft haben, explodieren sie, wie der Frosch in der Fabel. Die Leber bricht zusammen, der Magen fängt Feuer, der Darm gibt nach, es geht nichts mehr durch. Dann hören sie mit ihrer Überernährung auf und nehmen zwangsläufig ab.

Wenn heute jemand von diesem Typ von Fettsucht in meine Praxis kommt, schicke ich ihn augenblicklich fort und rate ihm, am nächsten Kiosk irgendeine beliebige Zeitschrift zu kaufen. In all diesen Zeitschriften, praktisch jede Woche, findet man einen Diätplan, um abzunehmen; jeder beliebige ist gut genug. Ich werde diesen Leuten doch nicht auch noch erklären, wie sie sich vollfressen können, ohne dick zu werden.

In meiner Klasse von Fettkranken – oder sind wir etwa nicht eine besondere Klasse der Gesellschaft? – wird normal gegessen. Alles bestätigt es. Zu der Zeit, als ich nach meinem letzten radikalen Abmagerungsversuch wieder zugenommen hatte, hatte ich es mir zur Gewohnheit gemacht, darauf zu achten, wieviel auf den Tellern der anderen lag: Na ja, da ist mehr drauf als auf dem meinigen, und wenn schon nicht mehr, dann mindestens genausoviel wie bei mir. Aber ich bin es, der zunimmt und nicht sie. Ich habe oft ungleiche Ehepaare befragt, ein Schlanker, eine Dicke, eine Dünne, ein Dicker: In neun Fällen von zehn sind es die Dünnen, die das meiste essen, was sie nicht hindert, dem anderen zu sagen: «Paß auf, du ißt zu viel.»

Das hat sich derart in den Gemütern festgesetzt, daß diejenigen, die uns lieben und die sehen, wie wir leben, entgegen aller Evidenz sich nicht enthalten können, uns zu ermahnen. Wie will man also verlangen, daß die anderen, denen wir gleichgültig sind, diejenigen, die uns nicht lieben und denen wir sogar ein Gegenstand der Lächerlichkeit sind, widerspruchslos glauben könnten, daß an unserem Zustand etwas anderes schuld sei als unsere Ernährung.

Ich bin ihnen nicht böse, falls sie ehrlich davon überzeugt sind, aber ich bestreite es und rufe die echten Fettkranken zum Widerstand auf, ob dies nun jenen Scharlatanen gefällt, die zu hohen Preisen wunderbare Versprechungen verkaufen, oder solchen, die als Inhaber von sogenannten Abmagerungskliniken Variationen zum Thema Konzentrationslager liefern. Es sind diejenigen, die das Unglück anderer ausbeuten und es so zu Wohlstand bringen.

4

Beim Versuch, den Mechanismus der Geißel zu verstehen, die uns geschlagen hat, habe ich die Möglichkeit, da ich selber fettsüchtig bin, mein eigenes Versuchskaninchen zu sein. Ich behaupte nicht, daß der Arzt selbst das Opfer der Krankheit gewesen sein muß, an der der Kranke leidet, um diesen zu verstehen und behandeln zu können, aber es ist klar, daß das Verständnis zwischen beiden Seiten weitgehend erleichtert wird und daß der Kranke besser alle Zwänge akzeptiert, wenn er weiß, daß der Arzt sie bereits vor ihm erlitten hat.

Es passiert mir häufig, daß ich bei einem Alkoholiker nicht weiß, was ich sagen soll. Selbstredend soll man ihm nahelegen, nicht mehr zu trinken, weil er sich mit dem Glas das eigene Grab schaufelt; natürlich erwartet er das Verdikt: «Sie bringen sich um, wenn Sie weitertrinken. Kein Wein mehr, kein Alkohol mehr!» Wenn der Arzt überzeugend wirkt, gelingt es ihm, zu erreichen, daß das Trinken für acht oder vierzehn Tage eingestellt wird, dann kommt der unvermeidliche Rückfall.

Wenn ich selbst ein geheilter Alkoholiker wäre, könnte ich besser mit ihm reden. Er würde mich leichter verstehen.

Bei uns geht es aber nicht um die Frage der Abstinenz, da die stark restriktive Diät für unsere Krankheit keine Lösung darstellt. Ich möchte meinen Leidensgenossen, den Dicken, gerne die echten Heilmittel und die tatsächlichen Ursachen zeigen. Gegebenenfalls würde ich ihnen auch die härtesten Zwangsmaßnahmen auferlegen – wie es der Alkoholentzug für den Alkoholiker ist, aber erst nachdem ich die absolute Sicherheit gewonnen hätte, daß sie die Lösung des Übels wären und nicht nur ein Anschein von Therapie, deren Wirkung verschwindet, sobald die Behandlung aufhört.

Ich bin kein Aufrührer, nicht voller Widerspruchsgeist um seiner selbst willen. Ich respektiere die medizinische Lehre, falls sie sich gegen die Ursache der Krankheiten wendet.

Aber keine medizinische Behandlung von dieser Art: «Guten Tag, Frau Hansen, was fehlt Ihnen?»

«Ich bin erschöpft.»

Ein schneller Blick, Blutdruckmessen. «Ein leichter Schwächezustand. Ich verschreibe Ihnen ein ausgezeichnetes Stärkungsmittel.»

Oder: «Guten Tag, Herr Doktor.»

«Wo fehlt es?»

«Ich bin nervös.»

«Da gebe ich Ihnen ein ausgezeichnetes Beruhigungsmittel.»

Und so weiter: für Kopfschmerzen Aspirin, für Schlaflosigkeit Schlafmittel, für Verstopfung Abführmittel, und dann, noch schlimmer, für den Rheumatismus Cortison und für Fieber Antibiotica.

Die Ursache suchen, mitnichten! An den Symptomen herumkurieren, das ist es, was nur allzu oft gemacht wird. (Das medizinische Vokabular enthält eine Menge Synonyme, die es dem eiligen Arzt erlauben, sich den Anschein zu geben, als stelle er eine Diagnose, während er sich in Wirklichkeit damit begnügt, das zu wiederholen, was ihm der Besucher gesagt hat. Zum Beispiel wird aus Kopfschmerz eine Kephalgie, aus Magenbrennen Gastralgie und aus Rückenschmerzen Lumbago.)

Wenn man nichts anderes zu sagen weiß als: «Ins Labor, zum Röntgenologen, alles gründlich untersuchen, röntgen», wird man am Ende wohl auch irgend etwas finden.

«Aha, da haben wir's. Ihr Cholesterinspiegel ist zu hoch.»

«Ist das gefährlich? Welches Risiko besteht für mich?»

«Im Augenblick keines. Nehmen Sie hiervon einen Eßlöffel vor jeder Mahlzeit, und es wird verschwinden.»

Ohne Zweifel übertreibe ich; ich karikiere, aber leider ist es häufig fast wahr. Die Krankenkasse ist es zufrieden; die Ärzte beachten die Regelsätze für die Gebühren und die Leistungen. Der schönste Beruf der Welt, der eine Kunst ist, Wissen und Engagement verlangt, wird dank dieser ehrbaren Institution zu einem Gewerbe, das von gewissen Leuten, die allerdings selten sind, unerträglich schlecht ausgeübt wird.

Diese Scheinmedizin, ich hasse sie, und ich übe sie aus. Man soll dafür kämpfen, daß der wahre Arzt, der alles versucht, um die Ursache einer Krankheit zu finden, der den Kranken gern hat und ihn respektiert, der weder seine Zeit noch sich selbst schont, der sein Familienleben opfert und in dem der Kranke einen Freund findet, daß dieser Arzt auf dieser Welt den Platz behält, der ihm zukommt, das heißt einen vorrangigen. Der Roboterarzt aber auf keinen Fall!

Die vollautomatisierte Sprechstunde, die wir so gut kennen, wir akzeptieren sie nicht mehr.

«Guten Tag, Herr Doktor, ich möchte gerne abnehmen.»

«Lassen Sie mal sehen.»

Das ist schnell gesehen. Man braucht nur zu betrachten, zu wiegen, zu messen. 110 Kilo.

«Sie essen zu viel.»

Die Feststellung erlaubt keinen Widerspruch. Der Dicke wagt es trotzdem.

«Aber nein, Herr Doktor, ich glaube nicht.»

Aha, noch einer von diesen Dicken, die das Offensichtliche bestreiten. Der Arzt erdolcht ihn mit dem Blick. Der Klient wird demütig.

Er wollte gar nicht kommen, er wußte nur zu gut, was man ihm vorwerfen würde. Seine Frau, die ihn begleitet, versucht vorsichtig: «Ich versichere Ihnen, Herr Doktor, er ißt weniger als ich.»

Der gleiche Blick läßt sie verstummen: «Wissen Sie denn vielleicht, was er hinter Ihrem Rücken ißt und trinkt? Ich jedenfalls weiß es!»

Und so geht es lustig weiter: Kalorienarme Diät, entwässernde Medikamente, Schilddrüsenextrakt, Appetithemmer. Für alle das gleiche Patentrezept; es behandelt nicht die Ursache, und wir, die Dicken, haben es zehnmal versucht. Falls es überhaupt wirksam war, dann war der Erfolg schneller verschwunden, als man es beschreiben kann. Dieses Rezept kann man getrost zu seinen Schwestern in den Papierkorb werfen, zu denjenigen mit Bikarbonat für das Sodbrennen und zur Cortisoncreme für den Hautausschlag. Diese beiden letzteren haben immerhin einen Vorzug, man spürt ihre Wirkung kaum, während wir die Gefahren unserer Verschreibung schmerzlich zu spüren bekommen haben. Ich bin noch ganz zittrig von meiner letzten Erfahrung: ich habe bisher weder meinen Schlaf noch meine körperliche Kondition, noch meine nervliche Stabilität wiedergefunden, und mein Gesichtszucken – altes Überbleibsel einer Lähmung durch Erfrierung – ist zu einem wahren Blinklicht geworden, das dauernd in Aktion ist.

Aber so sehr wir uns in der Medizin vor der reinen Symptombehandlung hüten müssen, so sollten wir uns gleichermaßen vor mildtätigen Ratschlägen vorsehen.

Ich war vor kurzer Zeit bei einem lieben Freund eingeladen und ich hatte zuvor versprochen, nicht meiner üblichen Neigung zu tumultuösen Diskussionen nachzugeben. Das Essen war wie üblich ausgezeichnet, die Eingeladenen charmant, die Stimmung herzlich. Zum Nachtisch sprechen einige elegante Damen von ihrer Figur, von ihren gewichtmäßigen Schwierigkeiten, tauschen Ratschläge aus und Rezepte. Meine Frau zittert; ich stelle mich taub, obgleich ich nur zu gut höre.

«Ich habe in einer Zeitschrift eine Reklame für ein neues Mittel gegen Zellulitis gesehen. Ich habe es gekauft. Wunderbar! Sie sollten es versuchen. Was halten Sie davon, Jacques?»

Flehender Blick von Monique, meiner Frau.

«Ich halte davon, liebe Sophie, daß es Krankheiten gibt, die oft von komplexer Natur sind und deren Diagnostik Fingerspitzengefühl erfordert; daß es Kranke gibt, deren Natur verschieden ist und deren Krankheitsbild dieser Natur entspricht: Das gleiche Übel zeigt beim einen ein anderes Erscheinungsbild als beim anderen; daß es Ärzte gibt, die sehr viel gelernt haben und die sich Mühe geben, das am besten geeignete Medikament zu verordnen, indem sie alle diese Dinge berücksichtigen. Und glauben Sie mir, es ist nicht leicht, alles zu berücksichtigen. Ich habe an der Universität wahre Brunnen der Wissenschaft kennengelernt, die erbärmliche Ärzte geworden sind, weil sie ihre Lektion nur herunterbeten, aber nicht anwenden konnten. Ich habe andere gekannt, die unendlich weniger wissend waren und die heute beachtliche Praktiker geworden sind, weil sie zum Kranken ‹eine besondere Beziehung› haben. Und dann gibt es Papageien wie Sie –» Monique verschwindet unter dem Tisch –, «die mit den Medikamenten spielen, ohne über die notwendige Kompetenz oder Ausbildung zu verfügen. Und alle Welt gibt Ratschläge: ‹Nehmen Sie doch dieses, das hat mir unglaublich gut getan› oder ‹Nehmen Sie doch jenes, das ist sensationell›.»

Behandeln ist nämlich nicht mehr das Vorrecht der Ärzte, und das in einer Zeit, in der eine Menge Medikamente ganz besonders gefährlich geworden sind. Und während man sich weigert, die vom Arzt verordneten Medikamente einzunehmen, weil sie einem nicht passen, schluckt man gleichzeitig in aller Unschuld Gifte, die diätetisch oder natürlich genannt werden, die einem der Augendiagnostiker oder der Treppennachbar genannt hat. Die besten Medikamente sind nicht mehr die vom Arzt verschriebenen, sondern diejenigen, die bei einer Tasse Kaffee oder im Aufzug empfohlen werden.

Es ist so, daß man sich nicht mehr um die Ursache des Übels sorgt, sondern nur versucht, seine Auswirkungen zu verschleiern. Man pflegt nicht mehr, man behandelt, so wie man Obstbäume behandelt, die faulen, Goldfische, die blaß werden, oder Hunde mit Flöhen.

Nichts geschieht ohne Ursache, alle Welt weiß das seit Pasteur. Wenn also nicht übermäßige Nahrungsaufnahme die Ursache meiner Fettleibigkeit ist, da ich ja nicht mehr esse als andere auch, was kann wohl die Ursache sein? Durch welchen Mechanismus gibt das gleiche Beefsteak denen, die mich umgeben, Energie, während es mir Energie gibt und außerdem einige Gramm zusätzliches Fett hinterläßt.

Was macht den Unterschied? Das ist die große Frage, die ich mir stelle. Hier liegt der Kern des Problems. Was für erstaunliche Prozesse sich doch in unserem Organismus abspielen. Im Vergleich zur Verwandlung der Nahrung in Kalorien erscheinen alle anderen Funktionen unseres Körpers einfach. Derart viele Faktoren spielen mit: Säfte, Säuren, Hefen, Enzyme, Hormone und was weiß ich noch alles, daß ich das Gefühl habe, wie ein Alchimist zu sein, der Gold herstellen will, während ich nach dem Fehler suche.

Ich bemühe mich, zu lesen, das zu wiederholen, was ich gelernt habe, neue Arbeiten zu verstehen und zu analysieren. Aber mein Geist stößt unaufhörlich auf die Unmöglichkeit, zuzugeben, daß sich etwas Materielles, was Gewicht hat und eine Masse, unsere Nahrung, in etwas Immaterielles verwandelt, ohne Gewicht und Volumen, in Kalorien. Zahlreich sind die Leser, die mir sagen werden, daß ich ein intellektueller Hornochse bin und daß man sich nicht Forscher nennen kann, wenn man nicht in der Lage ist, einen Mechanismus zu begreifen, dessen Räderwerk die Lehrer uns seit dem Kindergarten vermitteln.

Man muß den Mut haben, seine Grenzen zuzugeben, wenn man einen Bericht wie diesen hier schreibt. Aus Mangel an Rüstzeug sicherlich, auch aus Mangel an Interesse für die verzwickte Chemie und Physiologie, bin ich unfähig, ob ich will oder nicht, auch nur zu einem Grundzug eines Verständnisses zu kommen, um auf diesem Weg weiter zu suchen. Ich bin Kliniker. Indem ich beobachte, erfrage, untersuche und behandle, werde ich finden. Vielleicht. Den Verlauf einer Krankheit verfolgen, die Symptome analysieren und die Reaktionen des Kranken, das, ja das kann ich und tue ich gerne. In dieser Richtung muß ich gehen. Hier fühle ich mich nicht mehr unterlegen, von den Grenzen meines wissenschaftlichen Verständnisses eingeengt.

Seit zehn Jahren arbeite ich jetzt als praktischer Arzt. Zuerst mit dieser dauernden Unsicherheit des Anfängers, dem das Risiko schrecklich erscheint und der unaufhörlich das Gefühl hat, nicht genug zu wissen, der aber trotz seiner Angst eine Festigkeit an den Tag legen muß, die Vertrauen einflößt. Allmählich dann beginnt man den Beruf zu beherrschen, gewinnt an Gelassenheit. Ich spreche nicht von blindem Selbstvertrauen, zweifellos der schlimmste aller möglichen Fehler für einen Praktiker – er kann sich nicht irren, er irrt sich nicht, er beharrt eigensinnig, und wenn er dann endlich um Hilfe ruft, ist es zu spät. Ein guter Arzt muß die Gewißheit haben, daß seine Diagnose stimmt, immer mit einem Rest von Zweifel, so daß er zurück kann oder einen Kollegen zu

Hilfe rufen, falls die Entwicklung der Ereignisse ihm nicht recht gibt. Auf dem Gebiet der Krankenbehandlung ist es mehr als auf jedem anderen Gebiet angebracht, sich selbst nicht allzu ernst zu nehmen: nicht die Kranken haben unrecht, es sind die Ärzte, die sich täuschen.

Meine Mutter, ohne es zu wissen, hat mich auf den rechten Weg gebracht. Am ersten Sonntag nach Neujahr haben wir die Gewohnheit, uns bei meinen Eltern zum Familienessen zu versammeln. Mein Vater, der leider drei Monate zuvor an Krebs gestorben ist – eines Tages wird man hoffentlich dazu kommen, die Welt von dieser satanischen Krankheit zu befreien –, kann nicht mehr bei uns sein, um das Jahr 1958 zu begrüßen. Aber die Sitte bleibt erhalten und ganz besonders die Mahlzeit, die zu üppig ist und zu stark begossen wird. Meine Mutter, die vierzehn Tage lang die Reste des Festmahls essen muß, beharrt: «Noch etwas Geflügelfüllung, noch ein bißchen Truthahn und noch etwas Lachs?»

«Nein danke, Mama, ich esse zuviel.»

«Aber nein, mein Kleiner, bei all der Arbeit, die du hast, mußt du essen! Und außerdem, was soll das eigentlich heißen, ich esse zuviel?! Auf französisch und auf englisch, auf singhalesisch und auf papua, wenn man ein Mengenadverb gebraucht, muß man es mit etwas anderem vergleichen. Du ißt nicht mehr als wir anderen auch, also ißt du nicht zuviel!»

Das ist es. Das war das rechte Wort. Sicher esse ich zuviel, aber nicht im Vergleich mit anderen, sondern mit mir selbst, im Vergleich zu dem, was ich verbrauche, und da ich nicht alles verbrauche, was ich zu mir nehme, mache ich daraus Fett. Natürlich!

Von nun an ist das Grundthema meiner Überlegungen klar. Es gibt also zwei Sorten von Dicken: diejenigen, die normal verbrennen – wie alle normalen Wesen, aber die im Vergleich zu ihrem Verbrauch trotzdem zuviel essen – diese Leute interessieren mich nicht –, und dann die anderen, die normal essen oder zu wenig, aber deren Verbrennung weit unterhalb des Normalen liegt. Das bin ich und meine Leidensgenossen, die anderen Dicken, die für ihren Zustand nicht verantwortlich sind. Ich vergesse allerdings die Hybriden, die gleichzeitig zuviel essen – im ganz normalen

Sinne des Wortes – und außerdem auch noch schlecht verbrennen. Das sind die hoffnungslosen Fälle, diejenigen, die wissen, daß die klassischen Therapien ihnen nie helfen werden, und die reagieren wie meine schöne Jüdin: «Na schön, zum Henker also! Wenn mir doch nichts hilft, kann ich auch genauso weiter essen wie bisher.»

Alle die «Dickerchen» auf der Erde sind in dieser Lage.

So einfach ist das also? Das ist das Ei des Columbus. Wie ist es möglich, daß niemand vor mir daran gedacht hat? Nur nicht aufregen! Alle Welt hat natürlich daran gedacht: deswegen hat man doch gerade den täglichen Kalorienbedarf ausgerechnet, das heißt, die Menge an Kalorien, die der einzelne nötig hat, um seinen Organismus in Gang zu halten: ist die Aufnahme größer als der Verbrauch, dann kommt es zur Fettsucht; weniger, und es kommt zum Abmagern. Und genau hier kommt der Punkt, an dem die Sache nicht mehr stimmt.

Man sagt einem Fettsüchtigen: «Ihr Kalorienbedarf beträgt 1600 Kalorien täglich. Wenn Sie also 2000 Kalorien pro Tag essen, dann haben Sie 400 Kalorien zuviel (das bedeutet eine Zunahme von 50 Gramm, da 900 Kal = 100 Gramm Fett). Behalten Sie diese Gleichung gut, sie ist die Grundlage jeder Studie über die Fettkrankheit.»

Wenn Sie 1000 Kalorien essen, dann sparen Sie 600 Kalorien, das heißt 70 g Fett, und wenn Sie gar nichts essen, dann sparen Sie 1600 Kalorien, das heißt, 180 g Fett. Was auf die Dauer zum sicheren Tod führt, schlank zwar, aber tot.

Ich finde, es ist außerhalb jeder Logik, daß man zu einem Fettsüchtigen sagen kann: «Sie sind nicht normal, Sie verbrauchen weniger Kalorien als die anderen; um gesund zu werden, müssen Sie noch weniger zu sich nehmen.»

Das heißt, Sie sollen noch verschlimmern, was schon Ihre Schwäche ist. Genausogut könnte man zu einem Hinkenden sagen, wenn er den Absatz an seinem zu kurzen Bein wegnähme, würde er aufhören zu hinken.

Wäre es dann offensichtlich nicht richtiger zu sagen: «Ihr Kalorienbedarf ist geringer als der Durchschnittsbedarf der Menschen Ihres Alters, Ihrer Gestalt und Ihres Berufes. Meine Aufgabe als Arzt ist es, Sie im Rahmen des Möglichen wieder in den Bereich des Normalen zu bringen, also Ihnen zu helfen, Ihren täglichen Kalorienverbrauch von 1600, wo er sich zur Zeit befindet, wieder auf 2500 zu bringen, was der durchschnittliche Verbrauch von Menschen Ihrer Art ist.»

Das ist es, was ich die Medizin nenne, mit einem großen M.

5

Ich habe eine Neigung zur Vereinfachung, und ich kann nur etwas begreifen, indem ich es zuerst einmal soweit wie möglich schematisiere. Von daher kommt sicher meine Schwierigkeit, komplizierte Vorgänge sogleich zu verstehen. Ich habe diese Neigung, die Dinge so anzugehen, von meinem Vater übernommen, ein peinlich genauer, sorgfältiger und geordneter Geist. Der Unordnung, die er um sich herum sah, stellte er eine genaue Zeiteinteilung und eine numerierte Ordnung entgegen. Das war bei ihm schon zur Verschrobenheit geworden, die so weit ging, daß er seine Briefe nach einem festen Schema schrieb.

«Mein lieber Soundso, erstens, ich . . . Zweitens, wir . . . Drittens, Ihr . . . Achtens, freundliche Grüße von uns allen an alle. Gezeichnet: Louis»

Keinerlei Ähnlichkeit mit den Briefwechseln, wie sie manchmal veröffentlicht werden. Dieser ins Kraut geschossene Ordnungswahn verhinderte allerdings nicht, daß seine Briefe reich und gefühlvoll waren, ein Abbild seines großzügigen Charakters und seiner Geisteshaltung, die frei von allem Haß war – ich glaube nicht, daß ich ihn jemals als einen Menschen erlebt habe, der grundlos über einen anderen urteilte oder ihn kritisierte. Hitler ausgenommen. Man muß dazu sagen, daß dieses Individuum ihn zur Teilnahme an einem Zweiten Weltkrieg gezwungen hatte, wo er doch schon das Grauen des Ersten kennengelernt hatte und, wie alle seine Waffengefährten, gemeint hatte, «daß das der letzte war». Das sind Dinge, die auch den friedlichsten Menschen in Harnisch bringen können. Aber kommen wir zu unseren Schäfchen zurück;

ich habe mich nicht an den Schreibtisch gesetzt, um eine Laudatio auf meinen Vater zu schreiben, selbst wenn er mein bester Freund war und es bis über seinen Tod hinaus geblieben ist.

Der Arzt hat häufig eine Art, die Dinge zu verkomplizieren, nicht nur durch sein Vokabular, sondern auch durch seine Art zu denken. Ich strenge mich immer an, dem Kranken seinen Fall zu erklären, und ich behandle nicht nur Generaldirektoren, die eine gute Ausbildung haben. Es heißt da, die richtige Sprache zu finden, die klare Formel, die es jedem erlaubt, die Sache auf seinem Niveau zu verstehen. Diese Anstrengung, die zum Vergnügen am Mitteilen geworden ist, hat sicher meine «Simplificitis» verschlimmert, ein Ergebnis der schlecht verdauten väterlichen Belehrung.

Durch die Maßlosigkeit, die mir eigen ist, gelange ich zu Schematisierungen, die manchmal bis ins Absurde gehen: Es gibt Autofahrer, die mit Kopfbedeckung fahren – Hut, Barett, Mütze, und solche, die barhäuptig chauffieren, Leute, die sich Watte in die Ohren stopfen, und solche, die dies niemals tun, Frauen, die rosa amerikanische Hemden tragen, und andere, die keine anziehen, Schwachsinnige, die alles zu wissen glauben und ihrem Arzt erklären, wie er sie behandeln muß, und diejenigen, die nicht vorgeben, bereits alles zu wissen, und sich behandeln lassen; die «Intellektuellen» jeder Herkunft, die das denkbar Schlechteste von meiner schäbigen Geschichte sagen werden, und die, die nicht vorgeben, als einzige das Privileg der Intelligenz zu besitzen . . .

Für alles lassen sich Paare finden: die Dicken und die Dünnen, die Freß-Fettsüchtigen und die Verbrennungs-Fettsüchtigen. Mit diesen Ausdrücken werde ich von jetzt an die Leute bezeichnen, die zuviel essen, und diejenigen, die schlecht «verbrennen». Die zuletzt genannten sind die Leute, die normal essen, aber nicht die bei ihrer Konstitution erforderliche Anzahl von zusätzlichen Kalorien verbrennen. Der so verbleibende unverbrannte Rest verwandelt sich dann in Fett.

Ich stelle mir vor, ich wäre der Klient und der Arzt versuchte mir zu erklären, daß ich schlecht verbrenne, was ich esse. Ich würde ihn verstehen, wenn er es mir folgendermaßen erklärte: «Letzten Endes ist Ihr Organismus nichts anderes als ein Ofen. Sie tun eine bestimmte Menge Kohlen hinein, zum Beispiel einen

Eimer pro Tag. Während sie verbrennt, setzt die Kohle eine bestimmte Menge nichtmaterieller Wärme frei. Wenn der Ofen gut zieht, wird die ganze Kohle freigesetzt; zurück bleiben Asche und Rauch. Es gibt zwei Arten, diesen Mechanismus zu stören, so daß unverbrauchte Kohlen in der Asche auftauchen: Entweder man tut zwei Eimer Brennstoff hinein, also einen zu viel, oder man tut wie gewöhnlich nur einen Eimer hinein, macht aber den Ofenzug zu. Im ersten Fall besteht die Lösung natürlich darin, die Kohlenmenge zu verkleinern; im zweiten den Ofenzug zu öffnen, um den Zug zu verbessern und ins Feuer zu blasen.»

Der Klient führt den Vergleich mit Leichtigkeit weiter und übersetzt ihn in Begriffe des Organismus: Entweder ißt er zuviel bei normalem Verbrauch, oder aber er ißt normal bei ungenügendem Verbrauch. Zwei Lösungen: Diät oder Erhöhung der Verbrennung.

Dieses Bild des Ofens ist die erste vereinfachte Darstellung, die ich mir in Sachen Ernährung – Verbrennung erlaubt habe. Sie ist auf betrübliche Weise kindlich für einen Mann, der sich als Forscher versteht und der vom Innenleben des Fettgewebes sprechen sollte, von Lipolyse, Lipogenese, von katabolischen und hormonalen Störungen. Nun, jeder entwickelt seine Gedanken so gut er kann, und der gewählte Vergleich widersteht jeder weiteren Analyse: unter der Einwirkung eines Verbrennungsmechanismus, der natürlich in Wirklichkeit ohne Flammen erfolgt, wird die Nahrung, wie Kohle, zum einen Teil in nicht-materielle Kalorien zerlegt, die der notwendige Brennstoff für ein gutes Funktionieren meines Körpers sind. Zum anderen Teil bleibt nach diesem Verbrennungsprozeß Asche und Rauch zurück, die sich auf unserem Gebiet Stuhl, Urin, Schweiß und Wasserdampf der Atemluft nennen. Jedesmal, wenn ich ein Abführmittel nehme, um Stuhl zu verlieren, ein harntreibendes Mittel, um Urin auszuscheiden, oder zur Sauna gehe, um Schweiß zu verlieren, erreiche ich also nichts, was von Dauer ist, da die einzige Art, wirklich etwas zum Verschwinden zu bringen, darin besteht, die entsprechenden Kalorien zu verbrennen. Das können weder die erwähnten Medikamente noch die Sauna bewerkstelligen, bei der die Kalorien ja von außen kommen.

Das mit der Schematisierung ist gar nicht so übel! Fahren wir also fort: je nach der Qualität der Kohle wird die freigesetzte Wärme mehr oder weniger groß sein, aber die Menge der Asche bleibt die gleiche: ein Kilo Anthrazit liefert mehr Wärme als ein Kilo Koks, aber beide ergeben ein Kilo Rückstand an Asche und verschiedensten Rauchbestandteilen. Gehen wir noch weiter: ein Kilo Zucker setzt zwanzigmal mehr Kalorien frei als ein Kilo Salat, aber beide produzieren die gleiche Menge an verschiedenen Abfällen, nur der Anteil an Wasser in der Zusammensetzung des Abfalls ist verschieden. Von nun an benutze ich sehr häufig diese Gedankengänge bei meinen Klienten, um ihnen die Grundwahrheit klarzumachen: es nützt überhaupt nichts, auf künstliche Weise die Ausscheidung von Urin oder Schweiß zu erreichen; *man muß verbrennen!* Dabei habe ich den Eindruck, daß sie sehr gut verstehen, was ich meine.

Jedenfalls, dank dem Ofen, bin ich für meinen Teil in meinem Kampf gegen meine eigene Fettsucht weitergekommen und ich habe auch bei meinen späteren Untersuchungen niemals ein Argument finden können, welches mein Schema widerlegt hätte. Ich habe das sichere Gefühl, richtig zu liegen: versuchen wir also, den Ofenzug zu beeinflussen.

Ich gehe dabei folgendermaßen vor. Ich stelle mir eine Ernährung mit 2000 Kalorien zusammen; das ist nicht schwierig, es ist die normale Durchschnittsernährung minus Brot und Alkohol. Nichts Unerträgliches verglichen mit den Diätplänen, die ich durchlitten habe. Am Sonntag erlaube ich mir sogar ein maßvolles Zwischenspiel mit Wein. Mit diesem Satz von 2000 Kalorien in Anbetracht meiner regen Tätigkeit als Praktiker, nehme ich weder zu noch ab: es ist also zur Zeit ungefähr mein täglicher Kalorienbedarf. – Wenn ich nur daran denke, daß meine Freunde mehr als 3000 Kalorien zu sich nehmen! – Aber das wird zum Refrain, lassen wir das!

Und ich werde versuchen, mehr zu verbrauchen, sagen wir mal 2500 Kalorien. Ich hätte also einen Überschuß von 500 Kal/Tag, das wären im großen und ganzen etwa 70 g reines Fett weniger. Das ist wenig, aber multipliziert mit 10 Tagen sind es 700 g, macht 2 kg pro Monat. 117 kg −30 kg = 87 kg. In einem und einem halben Jahr werde ich wieder ein schöner Mann geworden sein. Wir sind immer noch auf dem Rechenniveau des Vorschulalters! Nein, nicht 117 kg, sondern 119, ich vergaß die Zugabe, die mir mein letzter Mißerfolg eingebracht hat. Ich werde mich mit 89 kg begnügen müssen. Viel Glück!

Also gehen wir ans Verbrennen. Und wie mache ich das? Indem ich mich bewege. Als ich jung war, aß ich doppelt so viel wie heute und war fast mager dabei. Die meiste Bewegung verschaffte ich mir durch Sport. Ich war zwar niemals auf irgendeinem Gebiet Meister, aber ich habe mich in allen Arten versucht. Mein größter sportlicher Erfolg verdient es immerhin, erzählt zu werden; es war, wie ich glaube, tatsächlich ungewöhnlich. Wir trafen im Rugby ich weiß nicht mehr auf welche Universitätsmannschaft. Das Stadion war brechend voll, nicht unseretwegen, sondern wegen des bedeutenden Spiels, das vorangegangen war. Ich spielte auf dem sehr exponierten Platz in der zweiten Linie, der gewöhnlich Leuten meiner Größe vorbehalten ist, und das Zusammentreffen mit dem Gegner war hart. Schon nach der zweiten Begegnung fand ich mich mit ausgebreiteten Armen in den Gänseblümchen liegend wieder. Taumelnd hilft man mir wieder auf die Beine und trägt mich auf eine Bank. Mit noch verwirrten Sinnen, rachedurstig, komme ich wieder auf das Spielfeld zurück. Einwurf, ich springe, fange den Ball bildschön; ich fliege davon, den Ball auf dem Bauch, die weiße Linie kommt näher, kommt näher, ich höre undeutlich das Gebrüll der Menge; eine Stimme, die ich kenne, schreit: «Jacques! Jacques!» Und dann von neuem gar nichts mehr. Mein bester Freund und Mitspieler hatte mich mit einem harten Wurf auf die Erde genagelt, weil ich, noch halb groggy und verwirrt, dabei war, den Ball mit riesigen taumelnden Sprüngen ins eigene Ziel zu bringen. Die Menge brüllte, allerdings vor Lachen. Niemals werde ich die Gelegenheit haben, so viele Menschen auf einmal zu erfreuen! Ich war damals schon verlobt: Monique hat an jenem Tag begriffen, daß das Leben mit mir nicht eintönig sein würde.

Gut! Jedenfalls haben meine Heirat und meine Niederlassung als praktischer Arzt dazu geführt, daß ich jegliche sportliche Betätigung aufgab. Ich werde sie in der einfachsten Weise wiederaufnehmen: Gymnastik dreimal pro Woche. Ich gehe wieder zurück zum Olymp, dem Gymnastiksaal, den ich vor einem Jahr, nach meinem letzten Schiffbruch, verlassen hatte. Georges, der Lehrer, ist an die Kunden gewöhnt, die nach einiger Zeit immer wiederkommen. Er gibt sich den Anschein als würde er nicht sehen, daß ich mein ganzes Übergewicht wieder mit mir herumtrage. Eins, zwei, drei, eins, zwei, drei. Es knackt, ich schwitze, ich keuche, ich glühe, und ich bekomme Muskelkater. Macht nichts, das ist die Entrostung, das geht vorüber. Es geht zwar vorüber, aber das Gewicht hat nicht den Anschein, als ginge es vorüber. Ich füge zur Gymnastik noch zwei Tennisspiele pro Woche hinzu, im Trainingsanzug, und laufe so viel wie möglich zu Fuß.

Wie ich es mir vorgenommen habe, wiege ich mich erst nach Ablauf eines Monats. Resultat: ein halbes Kilo weniger. Ich habe den festen Vorsatz, mich durch nichts demoralisieren zu lassen. Und doch verschlucke ich mich, als ich auf der Waage feststelle, wie winzig der Fortschritt ist, den ich gemacht habe. Und dabei habe ich doch bei jeder Sportstunde das Gefühl, wegzuschmelzen. Es ist eben immer das gleiche, ich verliere Wasser durch Verdunstung, aber ich verliere an wirklichem Gewicht nur die Menge an Fett, die den zusätzlichen Kalorien entspricht, die ich während der Übung verbrenne. Und über diesen Punkt sind sich alle Autoren ziemlich einig; eine Stunde Gymnastik stellt einen Energieverbrauch von 120 Kalorien dar, also einen tatsächlichen Gewichtsverlust von 14 Gramm. Es genügt also, nach der Gymnastikstunde einen gut gezuckerten Fruchtsaft oder ein alkoholisches Getränk zu trinken, um des Gewinns wieder verlustig zu gehen.

Sehr viel später habe ich einmal Gelegenheit gehabt, mit dem Diätetiker eines Meisters des Radsports auszurechnen, welche Nahrungsmenge man ihm während eines Wettrennens zusätzlich zu seiner normalen Ration geben mußte, damit er sein Gewicht halten konnte. Wir sind auf 140 Kalorien pro Stunde gekommen in Form von Reistörtchen, gezuckertem Tee, Bananen usw. Anders gesagt, unser Star fährt von Paris mit 73 kg ab und kommt am Ende der Stecke mit 70 kg an, hat also 3 kg Flüssigkeit in verschiedener Form verloren, aber am nächsten Morgen, nachdem er den Verlust ausgeglichen hat, wiegt er wieder 73 kg. Bei einer so mühseligen Sportart nur 16 Gramm Fett pro Stunde zu verlieren, das ist genügend Grund, um alle zu entmutigen, die sich einen home-trainer gekauft haben, alle, die sich jeden Morgen auf allen vieren abrackern oder die sonst auf die eine oder andere Art an ihrem gewichtigen Panzer rütteln.

Auf dem Gebiet des Abnehmens gibt es keinen Schleichweg; es heißt, mit den Übungen weitermachen, erstens weil 500 Gramm pro Monat es wert sind, sie loszuwerden – oder wenn Sie so wollen, 100 Kalorien pro Tag –, und dann weil der Organismus durch das Fett versandet, verrostet, weil es ihn blockiert, und nichts könnte sein festgefahrenes Räderwerk besser wieder in Bewegung bringen als sportliche oder gymnastische Übungen.

Das ändert nichts daran, daß meine anfänglichen Überlegungen über die Erhöhung der Verbrennung nicht sehr ermutigend sind. Wenn ich mich nur auf körperliche Übungen beschränke, um meine 30 kg zu verlieren, brauche ich im besten Fall 6 Jahre, vorausgesetzt, daß ich nach der Gymnastik nur Wasser trinke. Der Kern des Problems liegt anderswo.

Ich habe damals das Glück gehabt, Marcel wiederzufinden, den Mann, der neben mir in der zweiten Reihe spielte in jener turbulenten Rugbymannschaft an der Universität. Wie ich wog er zu jener Zeit 87 kg bei einer Größe von 1,87 Meter. Unsere Entwicklungen sind ähnlich verlaufen mit dem Unterschied, daß er Anwalt geworden ist. Beide haben wir 1950 geheiratet, beide kommen wir aus einfachem Milieu, beide sind wir verbürgerlicht. Hier endet der Vergleich, denn als ich ihn bei einem Essen 1959 wiedertreffe, stelle ich fest, daß er noch immer mit derselben schönen Geschwindigkeit das Teegebäck herunterschluckt, aber daß er dabei nur wenig zugenommen hat: 5 Kilo in 10 Jahren, das ist der übliche Preis für einen normalen Mann, der mit dem Sport aufgehört hat. Wenn die sitzende Lebensweise der Grund der Übergewichtigkeit wäre, dann gäbe es keine schlanken Sekretärinnen und Kassiererinnen. Und das ist ganz offensichtlich nicht der Fall.

Vielleicht bin ich zu nachsichtig mit mir selbst, wenn ich meine Kalorien zähle und wenn ich meine Ernährungsweise vor der Ehe mit derjenigen zur Zeit meiner Gewichtszunahme vergleiche. Auch hier finde ich bestätigt, daß meine Nahrung aus Kartoffeln,

Nudeln und Hülsenfrüchten in den Studentenrestaurants viel mehr Kalorien enthielt als meine spätere Nahrung. Es stimmt zwar, daß es eine Fettsucht des Elends gibt, eine Ernährungsfettsucht, die an den übermäßigen Genuß von Teigwaren und Brot gebunden ist. Nahrungsmittel, die weniger teuer sind als Kaviar oder Langusten, wovon noch niemals jemand dick geworden ist – aber Sie können beruhigt sein, die Fettsucht trifft gerechterweise Reiche und Arme gleichermaßen, und das ist zweifellos auch ihr einziger Verdienst. Im übrigen aber gibt es Marcel, um mir zu beweisen, daß meine Ernährung nicht die direkte Ursache ist.

Es ist so, wie es mir einer meiner Klienten sagte: «Mein Arzt hat mir geraten, 20 Kilo abzunehmen, und mir eine Diät und körperliche Betätigung vorgeschlagen. Ich bin mit meinem Problem völlig allein gelassen worden.»

Das Problem, seinen genauen Wortlaut kenne ich inzwischen: man muß die Verbrennung forcieren. Ja, aber wie?

6

Eine lange Suche beginnt. Da die Erkenntnisse der Wissenschaftler es beim jetzigen Stand der Dinge nicht erlauben, eine Therapie, die von den Ursachen ausgeht, zu entwickeln, und da meine allzu primitiven Überlegungen keine Abhilfe bringen, unternehme ich mit meinen weit über hundert Kilo und meinem Koffer eine lange Rundreise, um alle zu besuchen, die sich mit der Übergewichtigkeit befassen und mehr oder weniger behaupten, mit ihren Maßnahmen dagegen Erfolg zu haben.

Eine vielfältige und verschiedenartige Welt. Neben gewissenhaften und ehrbaren Ärzten gibt es eine Vielzahl von Scharlatanen aller Art, Ausbeuter des menschlichen Elends. Es gibt da gewisse Kliniken von internationalem Ruf, die sich diätetische nennen, wo die Großen unter den Dicken dieser Welt sich für einige Tage und für schweres Geld eine «Konzentrationslagerdiät» auferlegen, deren Wirkung nach Verlassen des Etablissements schon beim ersten unwiderstehlichen Besuch beim Konditor, der seinen Laden extra vis à vis aufgemacht hat, verschwindet. Ein entfernter Vetter von mir geht jedes Jahr in die Schweiz, um dort seine Kur zu machen. Er verliert in zehn Tagen fünf Kilo – die er in drei Wochen wiedererlangt –, 5000 Francs und seine gute Laune, die wiederzugewinnen er unendlich viel länger braucht; im Austausch dagegen bekommt er jedesmal einen schönen Gichtanfall, den er für heilsam hält – «Das ist schmerzhaft, aber er reinigt» –, aber der nichts anderes ist als das Ergebnis eines zu brutalen Abmagerns mit Hilfe des widernatürlichen Mittels Hunger. Was macht's schon, es entspricht halt der Mode!

Es gibt da alle diese *angeblichen* Homöopathen, die unter dem Vorwand dieser Therapieform ihren Patienten unsinnig hohe Dosen toxischer Medikamente verabreichen. Es gibt die Wunderdoktoren, die sich nicht einmal mehr verstecken und ihre Kranken mit riesigen Mengen von Schilddrüsenextrakt in Brand stecken: Alles verbrennt, die Muskeln wie das Fett, und dann sieht man die armen Teufel zitternd und zuckend und mit aus den Höhlen getretenen Augen ihren Alltagsarzt zu Hilfe rufen, der sich abmüht, den Schaden wieder zu reparieren. Was macht das schon, es gehört zum guten Ton, in ihrer Sprechstunde gewesen zu sein, da sich jeder von ihnen damit brüstet, diesen oder jenen Kino- oder Schlagerstar schlank gemacht zu haben.

«Gehen Sie hin, Sie werden sehen. Es sind unglaublich viele Leute da. Er hat den . . . und die . . . ebenfalls behandelt.»

Das ist mir ein schönes Ergebnis: Diese da hat zum Beispiel ihren Charme und ihre Stimme verloren. Was ihn angeht, so ist er derart vom Fleische gefallen, daß ihm die Haut in Falten unter dem Kinn herabhängt. Man darf nicht vergessen, daß das Fett eine wichtige Rolle in der Festigkeit der Haut spielt und daß der Haupteffekt eines zu heftigen Abmagerns darin besteht, die Haut welken zu lassen. Wie viele Frauen habe ich gesehen, die in einem Monat um zwanzig Jahre gealtert sind und die sich abmühten, ihre Fassade mit dicken Schichten von revitalisierenden Cremes zu verputzen, während sie gleichzeitig von innen alles verwüsteten, indem sie nichts aßen und Drogen nahmen.

Ich habe Macher aller Art kennengelernt, die durch alleinige Hilfe eines genialen Apparates versprechen: «Sie werden schmelzen wie Schnee an der Sonne.»

Das Wetter bleibt zum Verzweifeln grau und der Schnee schmilzt nicht, aber die Brieftasche des einen wird voll, während die des anderen sich leert. Der Betrogene schwört wohl, sich nie mehr von solchen Versprechungen einfangen zu lassen, aber wenn die finanzielle Wunde verheilt ist, fängt er von vorne an. Man lebt von der Hoffnung.

Ich habe einen Magier des Abmagerns besucht, der seine Patienten in einem Raum mit maritimem Dekor behandelt; er legt seine Klienten auf durch Infrarotlicht erwärmten feinen Seesand und hüllt sie in Algen; die Kranken verbringen so eine oder zwei Stunden beim Klang von Tonbändern mit dem Plätschern der Wellen und dem Schrei von Möwen. Neugierig geworden fragte ich ihn: «Wie können Sie so viele Algen beschaffen; so weit vom Meer?»

«Darüber mache ich mir kein Kopfzerbrechen. Mein Austernverkäufer bringt mir den Tang von seinen Austernkästen.»

Seltsame Art, nichts verderben zu lassen! Mich juckt die Feder, alle jene namentlich zu nennen, die ich kenne. Aber halten wir uns nicht damit auf; es ist wichtiger, den Dicken klarzumachen, was wirklich in ihrem Interesse liegt.

Ich habe auch nicht wenige kennengelernt, die begeisterte Ärzte waren, Männer voller Leidenschaft für ihren Beruf, fast alle ehemalige Praktiker. Irgendwann fiel ihnen bei ihrer täglichen Praxis auf, daß es ungelöste Fragen gab. Seitdem bemühen sie sich leidenschaftlich, ihre Beobachtungen zu erweitern, indem sie sich selbst als Versuchsobjekt benutzen. Einer von ihnen spritzt sich intravenös eine Aufschwemmung, die er aus tierischen Embryonen gewonnen hat. Die Schocks sind manchmal so stark, daß er sich anschließend Cortison spritzen muß, das er stets neben sich liegen hat. Eine gefährliche Bastelei, werden Sie sagen. Trotzdem habe ich von jedem von ihnen etwas gelernt, bruchstückhaft nur, aber ich habe mich dessen später mit ihrer Einwilligung bedient. Man trifft in unserer glanzlosen Welt nicht häufig auf solche Menschen.

Ich habe die großen Zentren besucht, Brides, Baden-Baden, die Einrichtungen an der bretonischen Küste. Hier wird der Kranke anerkannt, er wird respektiert; seine Gesundheitsbilanz wird umfassend aufgeführt, die behandelnden Ärzte sind selbst auf der Suche; aber sie haben noch nichts gefunden, und immer kommt man zurück auf das gleiche: «Sie essen zuviel!»

Die Bilanz meiner Rundfahrt, einige eng umgrenzte Gebiete ausgenommen, ist nicht gerade berühmt. Außer den gedankenlosen Brandstiftern, den Schilddrüsenmördern, spricht niemand von Verbrennung. Aber ich habe natürlich auch nicht alle gesehen.

Also befrage ich diejenigen, die bereits einen Arzt aufgesucht haben, um abzunehmen. «Welchen Grund hat man Ihnen für Ihre Fettsucht genannt?»

«Man hat mir nichts gesagt.»

«Was, man hat Ihnen nichts gesagt? Ihre Fettsucht hat doch einen Grund! Welchen?»

Ich bestehe auf meiner Frage. Die Patienten verstehen nicht, was ich will.

«Man hat mir gesagt, daß ich zu dick bin, daß ich 20 Kilo abnehmen muß.»

«Aber das ist noch keine Diagnose, das ist eine ganz offensichtliche Tatsache. Warum sind Sie zu dick?»

«Das weiß ich nicht, es ist Ihre Sache, mir das zu sagen.»

Und genau das kann ich nicht sagen. Manchmal wurden Gründe angegeben. Einem Metzger: «Es ist der Geruch des Fleisches. Alle Metzger sind dick.»

Außer meinem zum Beispiel. Und seine Frau ist genau so dünn wie er. Der Geruch! Daß ich nicht lache!

Sehr oft hat der Arzt seinem Klienten gesagt: «Es sind Ihre Drüsen.»

Es muß etwas Wahres daran sein, da der Verbrennungsmechanismus hauptsächlich hormonell gesteuert wird und weil der Schilddrüsenextrakt abmagern läßt, zuviel und zu schnell zwar, aber er läßt abmagern.

Nach diesen Worten wird dann eine strenge Diät verordnet. Es ist immer das gleiche.

«Ich habe nach meiner Gebärmutteroperation zugenommen.»

«Halten Sie eine Diät ein.»

«Ich habe zugenommen, nachdem ich die Pille genommen habe.»

«Halten Sie eine Diät ein.»

Was die Drüsen, die Operation, die Pille also bewirkt haben, die Diät muß es wieder beheben! Sie haben den Ofenzug geschlossen, soviel ist klar. Es ist aber bestimmt nicht der Hunger, der ihn wieder öffnen wird.

Und damit bin ich wieder am Ausgangspunkt angekommen, der dicke Jacques, genau wie zuvor. Nicht ganz so dick wie vorher, da ich meine Körperübungen und meine Ernährung weiterhin mit 2000 Kalorien fortsetze.

Zwei Jahre sind vergangen, wir schreiben 1961: 115 Kilo.

Ohne Unterlaß setze ich meine Befragungen fort. Alle, die ich befrage, behaupten, sie seien nicht krank, sie seien lediglich dick.

«Es geht mir sehr gut.»

«Ja, aber Sie wiegen 102 Kilo.»

«Das stört mich nicht.»

«Das wird noch kommen.»

Eines schönen Tages werden die Störungen anfangen, die die Folge der Fettleibigkeit sind, nicht ihre Ursache. Und ihre Ursache beruht nicht auf einer anderen Krankheit. Jeder Arzt kennt die wenigen Fettleibigkeiten, die auf einer solchen Krankheit beruhen; er weiß sie zu diagnostizieren und zu behandeln. Zum Beispiel: das Myxödem, die Unterfunktion der Schilddrüse, dessen Heilmittel das Hormon dieser Drüse ist.

Wenn also die Überladung mit Fett nicht die Auswirkung einer anderen Krankheit ist, wo kann sie dann wohl herkommen, abgesehen einmal von der übermäßigen Nahrungsaufnahme? Antwort: Von einer «Entregelung».

Immer und immer wieder meine «Simplizität». Ein Arzt muß zwei Arten von Kranken behandeln: solche, die das Opfer von Erkrankungen sind, wie man sie in den medizinischen Lehrbüchern beschreibt, und solche, die Störungen haben, deren Ursache nicht eine wohldefinierte Krankheit ist, sondern Störungen im Bereich der Funktion von Organen. Im ersten Fall trägt die Angelegenheit den Charakter des Unumstößlichen: die Laborergebnisse, das Röntgen zeigen eindeutige Veränderungen. Der Arzt sagt: «Das ist eine Lungenstauung.»

Die Therapie steht fest: «Ich muß dieses Medikament verschreiben, jene zusätzlichen Anweisungen muß ich geben. Die Heilung wird in vier Tagen eintreten.»

All das ist sehr präzise und läßt keinen Platz für Grillen oder für persönliche Initiative. Es ist ratsam, will man einen sträflichen beruflichen Fehler vermeiden, sich die neuesten Kenntnisse auf dem entsprechenden Gebiet anzueignen. Denn ein Arzt kann nicht nur vom Wissensschatz seines Studiums leben. Unaufhörlich muß er lernen, revidieren und sich über neue therapeutische Errungenschaften und neue Erkenntnisse informieren.

Im zweiten Fall ruft der Arzt seinen ganzen klinischen Sinn zu Hilfe. Die Röntgenaufnahmen, das Labor können nur geringe Hinweise liefern oder sogar überhaupt keine. Man muß das benutzen, was der Kranke sagt, seine Aussagen ordnen, Untersuchungsergebnisse suchen, die im allgemeinen kaum wahrnehmbar sind, die Psyche in Rechnung stellen und schließlich und endlich Medikamente verordnen, deren Wirkung ungewiß ist. Es gibt also die eine Medizin, exakte Wissenschaft, die meist am Bett des Kranken betrieben wird, und die Medizin der Störungen, Medizin des Sprechzimmers. Wie kann man sich nur vorstellen, man könne in beiden Fällen die gleichen Medikamente verwenden? Im ersten Fall gibt es Krieg. Wir haben das ja alle in der Grundschule gelernt: die tapferen weißen Blutkörperchen fressen die Bakterien und sterben; andere treten an ihre Stelle und sterben ebenfalls; der Kampf ist beendet, wenn es keine Kämpfer mehr gibt. Wenn die Mikroben unterliegen, bedeutet das Heilung; im anderen Fall tritt der Tod ein. Geniale Männer haben Waffen erfunden, die das weiße Blutkörperchen in seinem Kampf unterstützen, der seitdem fast immer siegreich ist.

Im zweiten Fall gibt es keine Mikroben, aber es gibt Rohre, die verstopfen, Gefäße, die sich nicht mehr gänzlich leeren, Räderwerke, die verrosten . . . und Öfen, die nicht mehr richtig ziehen. Das Ergebnis sind nicht Fieber und strenge Bettruhe, es sind dauernde Beschwerden, mehr oder weniger starke Schmerzen . . ., oder aber auch die Verbrennungsfettsucht. Die Lösung findet sich nicht auf dem Gebiet der gravierenden medizinischen Maßnahmen, sondern auf dem Gebiet vielfältigerer und breiter einsetzbarer Hilfsmittel, von der Diät bis zu den Medikamenten der Vorfahren, und dazwischen liegen die physikalischen Behandlungsmethoden, die Mobilisierung, die Packungen und all die anderen Mittel, die der Mensch benutzt, um sich gegen das Übel zu verteidigen.

Sie sehen, es geht gar nicht so übel: der kleine Max spielt den Doktor. Um gegen das Übel anzukämpfen – mit kleiner Flamme –, liege ich ganz richtig mit meiner kaum restriktiven Diät, meinen gemäßigten körperlichen Übungen, während die totale Diät, die völlige Ruhe schwere Waffen sind, um diese Krankheit zu bekämpfen.

Das Wichtigste bleibt noch zu tun, nämlich eine medikamentöse Behandlung zu finden, da es mir bisher nur gelungen ist, einen Gewinn von 100 Kalorien pro Tag zu erreichen. Und das ist trotz meines wild entschlossenen Optimismus bisher immerhin herzlich wenig.

Am Ende all dieser Überlegungen weiß ich jetzt also, daß ich ein Therapeutikum von ganz geringfügiger Dosierung suchen muß, das nur so wenig wie möglich chemische Substanzen enthält.

Von ganz geringer Dosierung, weil die Störung der Organfunktionen, unter der ich leide, außerordentlich gering ist, da durch Laboruntersuchungen nicht registrierbar, und weil die angewandte therapeutische Kraft annähernd der Größe der Störung entsprechen soll – schließlich jagt man nicht ein Kaninchen mit einer Panzerfaust. Es ist eine weit verbreitete Reaktion unter Ärzten, einfach die Dosierung zu erhöhen, wenn eine Sache nicht in ihrem Sinne vorwärtsgeht. Ich werde die entgegengesetzte Methode anwenden und die Dosierung fortschreitend herabsetzen.

Sehr wenig chemisch, weil meine Systematisierung, über die sich sicherlich streiten läßt, mich annehmen läßt, daß die monströsen chemischen Körper, die aus Reagenzgläsern hervorgegangen sind, die Aufgaben des Krieges versehen sollten, wohingegen die Produkte, die aus Pflanzen oder Organen gewonnen wurden, im ursprünglichsten Sinne des Wortes die Aufgabe der Säuberung und Entfettung übernehmen sollten . . ., und die der Aktivierung der Verbrennung.

Dabei kommt mir vage in den Sinn, daß meine Großmutter mütterlicherseits, die gegen Ende ihres Lebens Schwierigkeiten mit ihrem Gewicht und mit ihrem Kreislauf hatte, regelmäßig jeden Abend zwei Pastillen eines Medikamentes einnahm, von dem sie sich ganz begeistert zeigte. Es war so etwas wie der Jungbrunnen des Abtes von Soury; den Namen hatte ihr eine ihrer Tanten gesagt, und ich habe ihn vergessen. Aber meine Mutter würde sich sicher daran erinnern. Das Röhrchen lag immer auf dem Nachttisch, neben dem Spitzenkrägelchen. Ich sehe noch sehr gut die allabendliche Zeremonie vor mir: In die Kissen gestützt, nahm die alte Dame zuerst ihr Halstuch ab, faßte dann mit spitzen Fingern die braunen Dragees, und indem sie mit einem Schlückchen Wasser nachhalf, schluckte sie sie hinunter. Das mußte mir ja wieder einfallen! Später, als besondere Gunst, war mir erlaubt worden, selbst das Röhrchen zu öffnen, um das Medikament in ihre geöffnete Hand zu schütten; es machte mir Vergnügen trotz des unangenehmen Geruchs, der sich ausbreitete. Schon zur Zeit, als ich noch in kurzen Hosen steckte, wollte ich Menschen pflegen: «Ich werde Krankenpfleger», sagte ich. Weil ich aber ehrgeizig war, fügte ich hinzu: «Oberpfleger natürlich.»

Meine Großmutter ließ ihre Töchter oft dieses Medikament einnehmen. Trotz der damit erreichten guten Resultate mußten sie jedoch ihre Kuren unterbrechen; das Jod, welches in der Verbindung enthalten war, rief Anfälle von Nesselsucht hervor. Meine Mutter sagt mir sofort den Namen des Produktes und bestätigt mir, woran ich mich zu erinnern glaubte: die Dragees waren wirksam, aber die störende Nebenwirkung trat häufig auf.

Schnell, mein pharmazeutisches Wörterbuch. Die Formel entspricht ganz dem, was ich suche: zwölf natürliche Bestandteile: Jod, getrocknete Organe, wie man sie im letzten Jahrhundert präparierte – indem man die getrocknete Drüse mit dem Stößel im Mörser pulverisierte –, und Pflanzenauszüge. Eine alte Firma sichert noch heute die Versorgung. Ich verschaffe mir etwas von dem Präparat und beginne sofort, es einzunehmen. Prachtvolles Ergebnis: Ohne meine Ernährung oder meine Tätigkeit zu verändern, ohne irgendwelche Nebenwirkungen verliere ich 700 Gramm pro Woche. Aber ach, ich bin ohne Zweifel der Sohn meiner Mutter, nach einer Woche beginnt das Jucken. Ich mache weiter, indem ich ein Medikament zum Schutz gegen diese Nebenwirkungen einnehme. Nichts zu machen, am zehnten Tag muß ich unterbrechen; ich habe ein Kilo verloren, aber ich bin rot wie eine Tomate. Verzweiflung!

Nur nicht nervös werden. Dieses Medikament enthält einerseits etwas, wodurch ich abnehme, und andererseits etwas, was mir eine Nesselsucht beschert. Hoffentlich ist nicht die gleiche Substanz dafür verantwortlich, was immerhin wahrscheinlich ist, da das Jod diesen doppelten Ruf hat. Es gibt nur eine einzige Art, sich davon zu überzeugen; man muß das Medikament in seine verschiedenen Bestandteile zerlegen, sie zuerst einzeln einnehmen, dann, indem man sie jeweils zu zweien oder mehreren zusammenstellt, eine vergleichende Aufstellung ihrer Wirksamkeit machen. Das kann nicht schwer sein.

Immerhin muß man einen Apotheker finden, der diese Arbeit übernimmt und der sie gut macht. Auf einmal fällt mir ein, daß D. mir zum Beginn meiner Niederlassung einen jungen Apotheker genannt hatte, der eine Konfitüre aus frischen Kürbiskernen herstellte, die von durchgreifender Wirkung gegen Bandwürmer ist. Ich habe seitdem Gelegenheit gehabt, die Wirksamkeit seiner Mixtur festzustellen und habe seit geraumer Zeit häufiger mit ihm Kontakt, da er jetzt mit seinem Labor in eine Gegend übergesiedelt ist, in der auch viele meiner Klienten wohnen. Ich erkläre René mein Anliegen; er willigt ein, mir zu helfen – der arme Kerl wußte nicht, worauf er sich einließ; ich übrigens auch nicht –, und sein Präparator macht sich sogleich an die Arbeit. Ohne die Freundschaft des einen und ohne die Gradlinigkeit und berufliche Effizienz des anderen hätte ich niemals mein Ziel erreicht. Monate und Jahre hindurch haben sie ihre Zeit, ihre Mühe und ihr Geld geopfert – denn nie haben sie einen roten Heller dafür genommen. Ich kann nicht daran denken, daß man uns später der Komplizenschaft angeklagt hat, ohne daß mir der Zorn zu Kopf steigt. Armselige Geiferer! Als wäre es unser Ziel gewesen, uns die Taschen zu füllen!

Nun, bewahren wir die Ruhe! René fertigt mir also zwölf Sorten von Pillen an, von denen jede eines der Bestandteile enthält. Und schon der erste Versuch ist ein Erfolg: ich beginne mit den Jodpillen, auf die sich mein Verdacht richtet – und von neuem bin ich rot wie ein Krebs! Aber abgenommen habe ich dabei nicht. Es war der Mühe wert, einiges Jucken auszuhalten – wobei «einiges» noch eine gelinde Untertreibung ist.

Also muß die gesuchte Eigenschaft in einem der anderen elf Bestandteile zu finden sein – oder vielleicht auch im Zusammenwirken von mehreren von ihnen. Sobald meine Haut wieder ihre normale Färbung hat, versuche ich die Pillen mit getrockneter

Schilddrüse. Da Schilddrüsenextrakt zum Abmagern führt, müßte die getrocknete Drüse eigentlich auch ein positives Resultat bringen. Das Ergebnis ist enttäuschend. Nicht als sei kein Abmagern zu erreichen – wenn es auch schwach ist –, sondern weil sich sehr schnell unangenehme Nebenwirkungen einstellen: Überregtheit (bin ich sowieso schon), Herzklopfen. Ich höre damit auf, die Störungen verschwinden; ich fange wieder an und sie kommen zurück.

Ich klammere die getrocknete Schilddrüse aus und gehe zu den anderen Bestandteilen über: keine Nebenwirkungen, aber auch keine oder nur geringe Ergebnisse. Also war das erste erfreuliche Resultat das Ergebnis des Zusammenwirkens dieser verschiedenen Bestandteile oder einiger von ihnen. Ich numeriere sie und schlucke gewissenhaft Nr. 1 mit Nr. 2, dann Nr. 1 mit Nr. 3, dann Nr. 1 mit Nr. 4, dann 1 mit 2 und 3 usw. Die Aufzählung aller möglichen Kombinationen will ich Ihnen ersparen. Wochen verstreichen, Monate. Zu den Grammen, die ich durch gymnastische Übungen und entsprechende Ernährung verliere, kommen von jetzt an die Gramme, die ich mal hier und mal da im Verlaufe meiner Versuche verliere; denn zu meinem freudigen Erstaunen steigt das während meiner letzten medikamentösen Versuche verlorene Gewicht während der Pausen, in denen ich nichts einnehme, nicht wieder an.

1965: 107 Kilo. 12 Kilo in sechs Jahren. Man sieht es langsam. Leute, die nicht häufig in meine Praxis kommen und die finden, daß ich trotz meines Gewichtsverlustes gesund aussehe, bitten mich, sie zu behandeln.

Kann ich es tun? Was weiß ich eigentlich und welche Ergebnisse kann ich vorweisen, die die Aussicht auf einen Erfolg zulassen? Ich muß eine Denkpause einlegen.

7

Ich weiß, wie man sich ernähren muß, einerseits was die Kalorienmenge betrifft, die bei 2000 Kalorien täglich das kleinste Problem darstellt, zum anderen was den Rhythmus der Mahlzeiten angeht. Ich habe verschiedene – einfache – Experimente angestellt, durch die ich feststellen konnte, daß ich zunahm, wenn ich meine gesamte Nahrung auf einmal zu mir nahm, daß ich aber im Gegensatz dazu meine Gewichtsabnahme leicht unterstützte, wenn ich meine Nahrung auf drei gleich große Mahlzeiten verteilte. Es ist sicher, daß der Körper für ein gutes Funktionieren seiner inneren Organe mindestens ebensoviel Energie benötigt wie für die Tätigkeit der dem Willen unterstellten Muskulatur: Ein so mächtiger Muskel wie der Herzmuskel, der siebzigmal pro Minute, sechzigmal pro Stunde und vierundzwanzigmal pro Tag viele Liter Blut durch den Körper pumpt, verbraucht unendlich viel mehr Energie als ein Bizeps, so aktiv dieser auch sein mag. Die Verdauungsarbeit, besonders die lange Anstrengung, die vom Magen verlangt wird, um eine ursprünglich feste Mahlzeit in einen flüssigen Brei zu verwandeln, benötigt ebenfalls Energie, ebensoviel wie eine Stunde Gymnastik. Anders ausgedrückt, verbrauche ich genausoviel Kalorien, wenn ich häufiger esse, wie wenn ich viel spazierengehe. Hier haben wir eine Form des Verbrauchs, an den wir nicht genügend denken, obwohl wir durch ihn einige zusätzliche Kalorien abbauen können.

Ich verfüge jetzt über eine sehr einfache Formel, die aus sechs Bestandteilen meines Ausgangsproduktes besteht und mir etwas Hoffnung gibt. Ohne gerade wundersam zu wirken, gibt diese

Zusammenstellung von getrockneter Schilddrüse, getrockneter Hypophyse, getrocknetem Ovar oder Hoden, zusammen mit Scilla, Cascara und Passiflora doch immerhin Resultate ohne Nebenwirkungen. Indem ich das Prinzip der fortschreitenden Verminderung der Dosis anwende, ist die Menge jedes einzelnen Bestandteils auf ein Zehntel der im Ausgangsprodukt verwendeten zusammengeschrumpft. Ich bin mir also sicher, daß diese Dosierung nicht gefährlich werden kann, zumal ich mir lieber die Hand abhacken würde, als die teuflische Trilogie aus Schilddrüsenauszug, Appetithemmer und Diuretikum weiter zu verwenden.

«Sie sind ein Heuchler. Sie ziehen gegen den Schilddrüsenextrakt zu Felde und verschreiben gleichzeitig getrocknete Schilddrüse.»

Worauf ich antworten kann, daß zwischen dem synthetischen Schilddrüsenhormon in klassischer Dosierung und dem Pulver der getrockneten Drüse in Dosen, wie ich sie verschreibe, ungefähr der gleiche Unterschied besteht wie zwischen einer Vitamin C-Tablette und einem Glas Orangensaft. Ich habe fünf Jahre lang Versuche mit mir selber angestellt, bevor ich von meiner Methode überzeugt war.

Und schließlich, ich kann es ruhig sagen, seitdem ich sicher bin, daß meine Behandlung völlig unschädlich ist, will ich meine Untersuchungen auch auf andere ausdehnen können. Ich mache also ein Behandlungszentrum auf. Es gibt so viele Leute, die unter ihrem mißgestalteten Körper leiden, so viele Fettleibige, die bereit sind, alles nur mögliche zu tun, um sich zu befreien, daß die Eröffnung ein durchschlagender Erfolg wird. Welche Sicherheit haben meine Patienten, daß ich ihnen nicht irgendwelchen Unsinn anbieten werde. Keine. Höchstens mein Ruf als ehrlicher Praktiker und der Beginn meiner eigenen Entfettung. Sie können nicht wissen, daß es für mich eine Glaubenssache ist, die Folge einer Gewißheit, von der mich nichts, weder die Angriffe der Administration noch die persönliche Diffamierung werden abbringen können. Ich habe das Recht, die reinen Profitmacher bloßzustellen und gefährliche und wirkungslose Therapieformen zu verurteilen.

Beim jetzigen Stand des Wissens benutze ich den einzig möglichen Weg, der zu einer Besserung unseres Übels führen kann, den Weg der diätetischen und medikamentösen Mäßigung, der Herstellung von Vertrauen und den der überlegten, sinnvollen Leitung des Fettkranken. Es ist ein Weg des langsamen Voranschreitens, der sicherlich für den Geschmack vieler Leute zu langsam, aber dafür sicher und nicht gefährlich ist. Und wenn man mir den Kopf dafür abschlagen wollte, ich würde nicht davon ablassen.

Es gibt Jahre, in denen einem das Glück hold ist, und das Jahr 1965 ist ein solches Jahr. Ich habe aufgehört, auf meinen eigenen Nabel zu starren, und die klinische Erfahrung erworben, die mir fehlte. Durch einen wirklichen Glückstreffer ist es mir gelungen, die Formel zusammenzustellen, nach der ich so lange tastend gesucht habe und von der ich mir sicher bin, daß sie für alle diejenigen brauchbar ist, die ins «Feuer blasen müssen». Bei dieser Art von Fund spielt der Zufall oft eine Rolle.

Seit meiner frühesten Kindheit bin ich, ohne dabei an den möglichen Gewinn zu denken, ein leidenschaftlicher Spieler gewesen. Meine ganze Jugend hindurch hatte ich kein Geld und habe aber deshalb niemals die leiseste Bitterkeit oder den geringsten Neid empfunden. Wenn andere viel verdienen, indem sie ehrlich arbeiten, so stört mich das nicht, ich habe keine Lust dazu, und der Reiz des Gewinns würde für mich, unter welchen Bedingungen es auch sei, niemals ein Grund sein. Was mich am Spiel immer fasziniert hat, war der Wunsch, den als unbezwingbar bekannten Zufall zu meistern. So habe ich Methoden erfunden, um beim Pferderennen und allen möglichen Wettspielen zu gewinnen. Wenn die Methode einmal ausgearbeitet ist, interessiert mich das betreffende Spiel nicht mehr und ich untersuche ein anderes. Dame, Schach oder Bridge haben mich niemals interessiert. Es sind Spiele, die Techniken gehorchen, die von anderen Köpfen ausgearbeitet worden sind, die viel bedeutender sind als meiner; es besteht keine Hoffnung, dort noch etwas zu finden, was nicht schon gesagt und praktiziert worden wäre.

Ich erinnere mich, ganze Nachmittage damit verbracht zu haben, das Rad eines kleinen Roulettespiels zu drehen, das ich zum Neujahrsfest erhalten hatte. Ein riesiger Haufen aus getrockneten Bohnen stellte, wie es bei Amateurspielern üblich ist, den Einsatz dar. Auf diese Weise habe ich ein unfehlbares Kalkulationssystem aufgestellt, dessen ich mich nie bedient habe, mit einer Ausnahme: auf unserer Hochzeitsreise in Monte Carlo gewann ich innerhalb einer halben Stunde ein fürstliches Abendessen im Beisein einer Monique, die vor Schrecken starr war, weil sie glaubte, einen Spieler geheiratet zu haben. Ihre Sorge war unbegründet: nur die Entschlüsselung des Codes faszinierte mich und tut es noch heute. Das Glück kommt hinzu, wenn alles sorgfältig berechnet und vorausgeplant wird.

In diesem Jahr 1965 ereilt mich das Glück. Es hält einen Hammer in der Hand. Eine einfache Ernährung ohne Brot und Wein ruft schließlich nach mehreren Jahren einen Überdruß hervor – ungefähr so wie ein Übermaß an Tugendhaftigkeit. Die Lust packt mich von Zeit zu Zeit, alles hinzuwerfen und mich einmal richtig vollzufressen, auch wenn das Ergebnis eine ordentliche Kolik und eine Gewichtszunahme von 3 Kilo sein wird, weil der Ofenzug immer noch nicht richtig geöffnet ist. Also widerstehe ich der Versuchung, aber diese wiederholten Anstrengungen, selbst wenn sie klein sind, ermüden mich. Und da kommt mir der Gedanke, ob nicht ein Appetitzügler in sehr kleiner Dosierung helfen könnte, da ich sie in normaler Dosierung nicht vertrage und da außerdem ihre Anwendung in höherer Dosis sowieso nicht vertretbar ist. Ich probiere also wieder ein Amphetamin und zerschlage die sehr harten Dragées mit einem Hammer auf einem Hackbrett in der Küche. Dann nehme ich jeweils eines der kleinen Stückchen mit jeder meiner Pillen, und zu meiner freudigen Überraschung nehme ich jetzt viel schneller ab, ohne Störungen, ohne Erregungszustand und ohne daß mir der Appetit vergeht.

Anfänglich registriere ich das Ergebnis mit großer Befriedigung und ohne auf die Idee zu kommen, weiter zu suchen – ist es denn nicht die Hauptsache, Gewicht zu verlieren? Die chemische Zusammensetzung ist nicht neu, es gibt seit langem ein solches Medikament in der Apotheke, ich habe es früher ausprobiert. Die einzige Änderung liegt in der Dosierung. Sie enthält ungefähr nur ein Zehntel der sonst verwandten Menge an getrockneter Drüse und dreißig- bis vierzigmal weniger Amphetamin; das ist offensichtlich auch der Grund, warum ich keine Nebenwirkungen verspüre, höchstens ein schwaches Wärmegefühl und ein leichtes Schwitzen nachts. Aber mein Puls ist normal und ich bin in bester Form.

Es gibt dafür nur eine Erklärung: das Amphetamin verliert in winziger Dosierung seine appetithemmende und aufputschende Wirkung und potenziert die Wirksamkeit der getrockneten Drüsen – potenziert heißt, es wirkt wie ein Vervielfältiger ohne eigene Wirkung. Die Entdeckung hat nichts Außergewöhnliches an sich. Es ist eine wohlbekannte Eigenschaft von vielen Verbindungen, daß sie jeweils einer bestimmten Dosierung entsprechend verschiedene, ganz bestimmte Wirkungen haben. Soweit ich weiß, wurde diese Wirkung der Amphetamine bei sehr niedriger Dosierung noch nicht festgestellt. Die Drogensüchtigen dagegen bedienten sich der aufputschenden Wirkung von Amphetaminen und nutzten und mißbrauchten sie, wie es ihnen gefiel.

Es war erforderlich, hier einzugreifen. Die Verbindung wurde mit Recht aus dem Handel gezogen . . . und Moron seines Potentialisators beraubt, trotz seiner Proteste. Ich mußte mich in das Unausweichliche fügen: man konnte bei dieser gefährlichen Verbindung nicht mit zweierlei Maß messen.

Ich war gezwungen – zum Glück war das erst viel später –, eine andere Substanz zu finden, die dem «Blasebalg» wieder seine ganze Kraft verlieh. Das berechtigte Verbot der Amphetamine war nur ein Zwischenfall ohne größere Folgen.

Kehren wir zum Jahr 1965 zurück.

Da ist er, mein Freund, der Präparator von René, der die neuen Pillen nach der alten Formel herstellt, zusätzlich versehen mit einem viertel Milligramm Amphetamin per Dosis, das heißt also mit einem Hundertstel der Menge, die in einer Tablette verwandt wird, wie man sie im Handel kaufen kann. Handwerkliche Herstellung wie beim Apotheker früherer Zeiten: Er macht seinen Teig, breitet ihn in einer gleichmäßigen Schicht aus, zerschneidet diese zu Bändern, die er in Rollen verwandelt, zerhackt die feinen Rollen in ganz kleine Zylinder, die er in ein graues Pulver taucht und zwischen Daumen, Zeigefinger und Mittelfinger zu Kügelchen rollt. Aber obwohl ihn Krämpfe befallen, wenn er mit Verbissenheit seine Kugeln rollt und immer wieder rollt, ist die Ausbeute gering; es wird erforderlich sein, falls die Formel ihre Wirksamkeit beweisen sollte, eine andere Darreichungsform zu finden.

Und die Formel beweist ihre Wirksamkeit, denn ohne weitere Anstrengung verliere ich 70 bis 100 Gramm pro Tag, das heißt zwischen 2 und 3 Kilo pro Monat. Aus Vorsicht warte ich noch damit, einem Klienten die neue Zusammenstellung zu verschreiben, bis ich etwas mehr Abstand habe. Am Anfang des Jahres 1966 umrunde ich in der richtigen Richtung das Kap der 100 Kilo. Alles geht gut, die Haut zieht sich ohne Falten zusammen und ich kann von nun an aufrecht die Spitzen meiner Zehen betrachten, ohne mich nach vorne beugen zu müssen, was für den schwer Fettsüchtigen ein besonders günstiges Zeichen ist.

«Sie sehen jünger aus.»

Das erinnert mich an etwas. Ich bin in Hochstimmung. Ich muß an meine Klienten denken, die nur sehr langsam abnehmen und säuerlich reagieren, wenn sie mich betrachten.

Mit René beschließen wir, Gelatinedragees herzustellen, um die Fabrikation zu erleichtern. Anfang Juni kommt ein ganzes Faß davon an. Wir betrachten sie mit einer gewissen Zärtlichkeit: auf sie setzen wir unsere Hoffnung.

Sie sind heute noch fast vollständig im gleichen Faß zu besichtigen. Sie sind welk, runzelig und braun geworden, sieben Jahre älter; wir behalten sie wie eine üble Erinnerung. Schon nach der ersten Einnahme bedecken sich meine Patienten mit Nesselausschlägen!

Ich fahre in Ferien, alles hängt mir zum Halse heraus, ich bin entschlossen, alles sein zu lassen. Dazu kommt noch, daß mein Schwiegervater, an dem ich sehr hänge, das Opfer einer Krebserkrankung wird, an der er sehr schnell stirbt. Und wir stehen dabei, schon wieder ohnmächtig, und müssen seinem Verfall zusehen, ohne ihm auch nur helfen zu können, weniger zu leiden. Es gibt Tage im Leben eines Arztes, wo er am liebsten aufhören möchte, so stark empfindet er, daß er einen sinnlosen Kampf führt, daß er nicht die Waffen hat, die er benötigt, und daß diejenigen, die ihm helfen könnten, mehr damit beschäftigt sind, auf den Mond zu fliegen oder Atome zu spalten. Wenn ich nur daran denke! Wenn ich an den dreijährigen Jungen denke, den mir seine lächelnde junge Mutter wegen eines «Ausschlags» brachte und der einen Monat später an Leukämie starb; wenn ich an die Patienten denke, die im Laufe der Jahre meine Freunde geworden waren und die mir «eine harmlose Sache» zeigten, an der sie innerhalb von zwei Monaten zugrunde gingen, wenn ich an die Tage und die Stunden denke, die diejenigen durchlitten, die den Verurteilten umgaben und die Bescheid wußten, weil es sich nicht umgehen ließ, daß ich ihnen die Wahrheit sagte.

«Was ist es, Doktor?»

«Ja, sehen Sie, es ist ernst.»

Alles ist düster, verzweiflungsvoll, der Krebs, der Tod.

«Muß er sterben?»

«Ja.»

«Wie lange dauert es?»

«Ich fürchte, es wird schnell gehen.»

«Kann man gar nichts machen?»

«Nichts, leider.»

Wenn ich an dieses Nichts denke, dann packt mich die Lust, alle von Brauns dieser Erde zu verwünschen, ihnen zuzuschreien, daß sie ihre außergewöhnliche Intelligenz, mit der sie ausgestattet wurden, zu etwas anderem benutzen könnten, als Mittel zur Zerstörung zu suchen. Ich weiß wohl, daß dies bedeuten würde, das Problem auf eine zu demagogische Ebene zurückzuführen, und daß auch die Medizin einen Nutzen aus diesen Forschungen zieht.

Und dann, glücklicherweise, gibt es auch die schöneren Tage, an denen man das Gefühl hat, gerettet und geheilt zu haben. Die Zeichen äußerer Dankbarkeit bedeuten wenig; was zählt, ist ein befriedigendes Gefühl, das aus der Freude zu heilen und aus dem Stolz heraus, richtig behandelt zu haben, entsteht.

Los, Jacques, laß dich nicht gehen. Deine eigene Abmagerung ist dir gelungen; du hast jetzt auch eine Verpflichtung gegenüber anderen. Gib nicht auf, weil ein ganz bestimmtes Präparat zu Nebenreaktionen geführt hat, wo du doch dem Ziel schon so nahe bist.

Noch einmal kommt das Glück hinzu, wieder dank René. Er sagt mir: «Lassen Sie nicht den Mut sinken, weil ich jetzt dreißigtausend nutzlose Dragees am Hals habe. Ich glaube, die Dosis, die

Sie mit Ihrer Pferdenatur vertragen, ist für andere empfindlichere Menschen immer noch zu stark. Wollen Sie nicht einmal meinen Freund P. besuchen, der ein homöopathisches Labor leitet?»

Homöopathie, ich weiß noch nicht einmal genau, was das ist; sie gehört zu jenen unaussprechlichen Wissenschaften, die man niemals an einer medizinischen Fakultät lehren würde – zumindest zur Zeit, als ich studierte. Von jener Zeit her habe ich einen Freund, einen Mann von unbeugsamer sittlicher Denkungsart, der einer der großen französischen Homöopathen geworden ist. Ich suche ihn auf. Er hat sich nicht verändert, noch nicht einmal seinen Bart. Er hat außerdem eine Art, von dem zu sprechen, was er macht, die auch den Widerstrebendsten überzeugen könnte. Versuchen wir es also mit der Homöopathie.

Zusammen mit P . . . greifen wir wieder die letzte Formel auf und übertragen sie teilweise in homöopathische Dosierungen. Aufs neue werde ich zum Versuchskaninchen – ich brauche nicht zu sagen, daß ich auf der Talsohle wieder 5 Kilo zugenommen habe.

Weihnachten 1966 erreiche ich endlich die 87 Kilo meiner Träume. Wenn Sie wüßten, welche Freude es machen kann, in ein Konfektionsgeschäft hineinzugehen. «Ich hätte gerne einen beigen Wollanzug mit Streifen. Haben Sie meine Größe?»

«Ich sehe nach, Monsieur. Dieser da ist ein wenig zu groß. Wir werden ein paar Änderungen machen müssen.»

Ich bin so glücklich, daß mir gar nicht auffällt, wie häßlich der Anzug ist. Das ist nicht wichtig, ich kann mich wieder normal anziehen. Um mich gegen einen Rückfall abzusichern, lasse ich einen meiner alten schwarzen Anzüge umändern: Mein Schneider verkleinert den Brustumfang um 20 cm, den Taillenumfang um 24 und den Beckenumfang um 32 cm. Ich bewahre ihn sorgfältig auf, damit er mir hilft, nicht wieder zuzunehmen; wenn er mich drückt, weiß ich, daß ich zunehme. Eine unnötige Vorsichtsmaßnahme, ich habe mich schon so oft gewogen, daß ich jetzt mein Gewicht jederzeit bis auf etwa 500 Gramm abschätzen kann, ich habe einen sechsten Sinn erworben; den Eigengewichtssinn!

8

Meine Patienten bedrängen mich immer mehr. Sie ahnen, daß ich ein Mittel entdeckt habe, das ich noch nicht verschreiben will. Ich kann es nicht riskieren, diejenigen, die mir vertrauen, ständig in Krebse zu verwandeln. Und dann, es fehlen noch so viele Glieder in der Kette: ich weiß nicht, wie die Formel eigentlich wirkt, ich weiß nicht, ob sie auf Dauer gesehen nicht gefährlich ist, ich weiß nicht, ob ich sie ungestraft Frauen geben darf, die im Verlauf der Behandlung dann vielleicht schwanger werden; ich weiß noch nicht einmal, wie das alles einmal enden soll.

Ich weiß nur, daß ich mich wunderbar wohl fühle, glücklich in meiner Haut wie noch nie zuvor. Ich bin sicher, daß ich von jetzt an den Fettsüchtigen helfen kann, ohne ihnen dabei gefährlich zu werden, aber es fehlt mir der formale Beweis. Um ihn zu erlangen, muß ich mit anderen Versuche anstellen. Habe ich denn das Recht, das alleine zu tun? Schlaflosigkeit befällt mich, derart oft wende ich dieses im Grunde doch einfache Problem hin und her.

«Die Sicherheit seiner Kenntnisse schreibt dem Arzt sein Verhalten vor: er soll vor allem die Meinung aufgeklärter Kollegen über seine Fragen einholen.» Das tue ich. Alle beruhigen mich: Die Formel, soviel ist gewiß, ist harmlos. Und zwar derart, daß ein Psychiater einen schweren Verdacht ausspricht: «Du bildest dir wohl ein, daß es dein Pipidingsda ist, das wirkt. Du wirst auf den Bauch fallen. Du nimmst durch Autosuggestion ab.»

Ich vereinfache meine Ausdrucksweise, um das Verständnis zu erleichtern, anders als die Freudianer mit ihrem Vokabular, das nur Eingeweihten verständlich ist. Deswegen hat der Einwand aber doch Gewicht. Einige Ereignisse kommen mir wieder ins Gedächtnis, die mich in Panik versetzen, weil sie mir zeigen, wie sehr ich auf diesem Gebiet psychisch anfällig bin: als kleiner Junge zur Zeit der Matrosenanzüge und der schulischen Auszeichnungen, konnte ich niemals eine Klassenarbeit machen, ohne heftige Bauchkrämpfe zu bekommen, derart entsetzt war ich bei dem Gedanken, daß ich sie schlecht machen könnte. Allerdings war die von meinen Eltern auferlegte Tarifordnung auch nicht dazu angetan, mir Sicherheit zu geben, wie man heute sagt: für einen ersten Platz fünf Franc, zweiter vier Franc, dritter drei, vierter zwei, fünfter einer, sechster nichts, und vom siebten ab bezahlte ich in der umgekehrten Reihenfolge zurück. Ich, der ich Betrügerei, in welcher Form auch immer, verabscheue, habe einmal sogar mein Heft gefälscht, indem ich einen achten Platz in Naturwissenschaft, der ja gar nicht unehrenhaft war, in einen dritten verwandelt habe: es genügt, die beiden Bäuche – damals schon! – der Acht zu entfernen; noch heute bin ich darüber beschämt. Um meine Schmerzen zu lindern, gab mir meine Mutter an Tagen, an denen Klassenarbeiten geschrieben wurden, morgens beim Erwachen 3 Tropfen eines darmberuhigenden mohnhaltigen Elixiers auf einem Stück Zucker; das Mittel wirkte unfehlbar: die Krämpfe verschwanden und die Stimmung hob sich. Seine außergewöhnliche Wirksamkeit blieb mir so im Gedächtnis haften, daß ich in die Höhe fuhr, als das Elixier an der Universität besprochen wurde, und dachte: «Das Mittel da kennst du gut.»

Eröffnung meiner ersten Praxis: heftiger Durchfall: «3 Tropfen Elixier morgens, mittags und abends auf einem Stück Zucker einnehmen», lautet mein selbstverordnetes Rezept.

Telefonanruf des Apothekers: «Entschuldigen Sie, Herr Doktor, ich nehme an, Sie haben sich in der Dosierung geirrt. Sie wollten sicher schreiben: drei Kaffeelöffel.»

Ich stürze mich in mein Arzneibuch. Natürlich hat er recht. Das Elixier wird kaffeelöffelweise verschrieben, da habe ich mich schon blamiert.

«Wie gedankenlos! Verbessern Sie es bitte.»

Es war keine Gedankenlosigkeit. Ich bin ein solcher Einfaltspinsel, daß meine Mutter mich mit ihrer Strategie ohne Schwierigkeiten hereinlegen konnte. Und wenn es mir mit meinen Kapseln genauso gegangen ist – das homöopathische Labor hat René jetzt von der Herstellung befreit und stellt die Pulver in Kapselform zusammen. Ich muß es schnell herausfinden: Ich lasse «Placebos» herstellen, das heißt eine Dosis neutralen Pulvers wird auf die gleiche Weise verkapselt wie die wirksamen Kapseln. Zur Einnahmezeit gibt man mir ein Medikament, von dem ich nicht weiß, ob es das richtige oder das falsche ist: ich muß genau kontrollieren, um sicher zu gehen. Hundertprozentiger Erfolg. Bei den einen empfinde ich wieder das leichte Wärmegefühl, mit den anderen nichts. Ein Irrtum ist nicht möglich, ich täusche mich nicht. Die Formel wirkt tatsächlich.

Die gleichen Kollegen, die mich über die Unschädlichkeit meines Präparates beruhigt haben, äußern dagegen Zweifel über seine Wirksamkeit. Ich kann noch so sehr versuchen, ihnen klar zu machen, daß der Kniff gerade darin besteht, in der gleichen Größenordnung zu behandeln wie die Störung, das heißt, mit winzigen Dosen, sie bleiben skeptisch. Es gibt nur einen Weg, sie zu überzeugen, nämlich es an Hand einer größeren Anzahl von Menschen zu beweisen.

Sobald es gelungen ist, den Beweis zu führen – und ich zweifle nicht mehr daran –, muß ich veröffentlichen, berichten, was ich festgestellt habe, und allen Ärzten, die es wünschen, die Möglichkeit geben, nach meiner Methode Übergewichtige zu behandeln. Kürzlich sagte mir eine Klientin: «Sie werden doch nicht ihr Geheimnis aller Welt zur Verfügung stellen!»

«Kommt nicht in Frage, ein Geheimnis daraus zu machen. Ich bin sicher, daß meine Therapie wirkt. Und es ist meine Pflicht als Arzt, es allen, die heilen wollen, mitzuteilen. Stellen Sie sich vor, wobei wir uns natürlich des Unterschiedes in der Bedeutung bewußt bleiben wollen, Sir Alexander Fleming hätte sein Penicillin für einige Bevorzugte zurückgehalten, während die anderen Kranken weiter an Blutvergiftung sterben. Das geht nicht. Es ist richtig, wenn ein Arzt über einen ausreichend langen Zeitraum seine Beobachtungen prüft oder prüfen läßt. Eine therapeutische Waffe aber, die allen nutzen könnte, über diesen Zeitraum hinaus für sich zu behalten, wäre eine Ungeheuerlichkeit. Undenkbar!

Diejenigen, die schweigen, wissen sehr gut warum: sie haben nichts gefunden.»

«Aber Sie werden Ihre Klienten verlieren.»

«Ich glaube nicht. Und selbst wenn es so sein sollte, würde ich nicht einen Augenblick zögern, wenn ich dafür das Gefühl hätte, etwas bewirkt zu haben.»

Bis hin zu dieser Unterhaltung habe ich einen langen Tunnel durchschritten, einen Weg zurückgelegt, der oft schmerzhaft war. Ich mußte viele Hindernisse überwinden, wovon die einen vorhersehbar, die anderen aber völlig unvorhergesehen waren.

Als ich die Entscheidung treffe, mit meiner Methode diejenigen zu behandeln, die mich darum bitten, weiß ich, was mich erwartet. Von denen, bei denen ich wohl gelitten bin, Abwarten; von der Seite der anderen Aggressivität.

«Der hat einen schönen Dreh gefunden, um Geld zu machen.» Oder, ohne etwas darüber zu wissen: «Nehmen Sie das nicht ein, es ist gefährlich.»

Das Gerede wird anschwellen, sich ausweiten, aber das spielt keine Rolle. Eines Tages, wenn ich das veröffentliche, was ich weiß, wenn meine guten Absichten sich herausstellen, werden meine übelsten Verleumder sicher sagen, daß sie nie an meiner Ehrlichkeit gezweifelt haben. Ich überlasse die Bosheit denen, die sie gerne ausüben. Mit meiner Frau, meinen Kindern, meinen wenigen guten Freunden lebe ich ein friedliches Leben. Was den Rest angeht, der Groll, die Angriffe, der Neid . . .

Und was das «alles für 20 Franc» betrifft, so habe ich schon seit langem verstanden, daß das vornehmste Ziel nicht war, die Gesundheit des einzelnen zu schützen, sondern die Beachtung der Regeln und Verträge zu erzwingen. Ich träume von einer Medizin, die auf einer moralischen Abmachung zwischen Arzt und Krankem beruht, deren Gebühren je nach der Wichtigkeit und der Schwierigkeit der geleisteten Arbeit festgelegt werden, wo man sich für Bescheinigungen mit seiner Ehre verpflichtet, wo nicht versucht wird, bei allem zu mogeln. Unmöglich, Utopie! Ohne Zweifel! Aber von da bis zu dem Punkt, wo man die Institution in ein Dauergericht über Ärzte und Kranke verwandelt, liegt immerhin eine ganze Welt von Möglichkeiten. Wozu dient eigentlich der hippokratische Eid, den wir so feierlich geschworen haben?

Monique sieht das alles kommen – der Leser hat verstanden, daß sie den gesunden Menschenverstand darstellt, die fleischgewordene Klugheit in Form einer Frau. Sie beschwört mich: «Ich bitte dich, überlasse dich nicht deiner Begeisterung. Gegen eine so tief verwurzelte Vorstellung wie: «nur durch Diät wird man dünner» kann man nicht ankämpfen. Erhalte unsren Frieden. Sage nichts. Du bist abgemagert ohne Hunger. Ich bin glücklich und stolz auf deinen Erfolg. Bitte, schweig still.»

Ich protestiere. «Die Sicherheit seiner Kenntnisse schreibt dem Arzt seine Pflicht vor. Ich muß sprechen, erklären, behandeln.»

«Sei still. Du wirst einen Sturm entfesseln. Ich bitte dich, unseretwegen, sage nichts.»

Ich weiß, daß man nicht den Don Quichotte spielen soll. Wahrscheinlich würde ich vom Ansturm unwiderruflich feststehender Meinungen erdrückt werden. Ich gebe ihren dringenden Bitten nach. Einige Zeit. Ich ertrage ohne ein Wort die Anspielungen: «Siehst du wohl, was man dir gesagt hat. Nur die Diät hilft – es ist dir gut bekommen, du siehst zehn Jahre jünger aus.»

Ich stimme zu, brummig.

«Hm, ja.»

Alle überbieten sich. «Habt ihr Moron gesehen? Endlich hat er sich zur Diät entschlossen. Sieht gar nicht schlecht aus.»

Ich schimpfe still vor mich hin, halte aber den Mund: «Sag nichts, nimm es hin, sei passiv. Im Grunde zählt nur, daß du deinen Bauch los bist, über deinen Körper verfügen kannst. Halte dich zurück.»

Man kann ein Temperament wie das meinige nicht ewig unterdrücken. Eines Tages, nach zwei oder drei Wochen des Murrens verlacht mich ein Lulatsch von Kollege, eine Hopfenstange, ein magerer Vielfraß: «Ich hatte dir es ja gesagt, es gibt nur einen Weg; in Buchenwald haben alle . . .»

Ich explodiere. Verzeih, Monique, ich kann nicht. Es muß gesagt werden: «Scheiße, eben nicht! Ich werde euch in die Suppe spucken. Soll kommen, was will. Es stimmt nicht: ich habe abgenommen, indem ich gleichzeitig mehr gegessen habe als vorher, ihr mit eurer blödsinnigen Diät. Wenn ihr Streit wollt, ihr könnt ihn haben. Ich kann euer «in Buchenwald» nicht mehr hören.»

Die Auseinandersetzung hat angefangen. Es wird Schläge geben! Es hat schon welche gegeben und es wird noch mehr geben.

Als ich in den ersten Tagen des Februar 1967 vierzig aus Freiwilligen ausgewählte Klienten zu mir bestelle, weiß ich, daß jetzt der Partisanenkrieg anfängt. Ein kleiner Hausarzt in einer kleinen Provinzstadt hat nicht das Recht, sich auf ein solches Wagnis einzulassen; die Kugeln pfeifen, lassen wir sie, ich bin nicht verwundbar. «Gewissenloser Arzt» ist aber doch zuviel. Schon wegen meiner Angehörigen kann ich nicht mehr schweigen: Prozeß wegen übler Nachrede. Aber ich habe beschlossen, mich nicht um Hindernisse zu kümmern. Nur das Ziel zählt noch.

Also suche ich mir vierzig Dicke aus, ohne mir die Sache leicht zu machen: fünfundzwanzig Frauen und fünfzehn Männer, bei denen ich sicher bin, daß sie normal essen oder weniger als normal. Ich bleibe dabei, mich nicht für die starken Esser zu interessieren. Diese Dicken sind alle verschieden, sowohl in der Art ihres Fettansatzes als auch in ihrem Lebensstandard. Für jeden von ihnen lege ich eine Karteikarte an mit Gewicht, Größe, Körpermaßen – Brust-, Taillen-, Beckenumfang, ihre Vorgeschichte, meine Untersuchungsergebnisse sowie die Ergebnisse von Laboruntersuchungen, die ich machen lasse, um vor unerkannten Krankheiten sicher zu sein. Jedem gebe ich sehr genaue Anweisungen. Die Basisinstruktionen:

2000 Kalorien täglich.

Drei Mahlzeiten täglich.

Eine Stunde Körperübungen täglich.

Die Kapseln dreimal täglich, morgens, um 11 Uhr, um 17 Uhr.

Bei jedem zur Sicherheit eine Behandlung seiner schwachen Stellen: Nerven, Verdauung, Zirkulationsstörungen etc.

Und eine Wiederbestellung für Anfang März.

Zu sagen, daß diese vier Wochen mir lange erscheinen, wäre eine Beschönigung. Sie kommen mir wie eine Ewigkeit vor! Schlaflose Nächte, der fast unwiderstehliche Wunsch, jeden aufzusuchen, um zu sehen, wie es geht, obwohl wir abgemacht haben, daß ich meine Klienten – es sei denn, besondere Vorkommnisse würden es notwendig machen – erst zum vereinbarten Termin wiedersehe. Ende Februar sehe ich von meinem Auto aus einen meiner Patienten, es ist mir gelungen den Kopf wegzudrehen, um nicht vorschnell zu urteilen.

Anfang März, endlich, kommen sie wieder. Neununddreißig von vierzig. Die vierzigste entschuldigt sich verlegen. «Man» hat ihr geraten zu warten, noch ein wenig aufzuschieben. Diesen «man», ich kenne ihn gut, es ist die Rechtgläubigkeit in Person, es ist der Arzt, der auf den Scharlatan hinweist. Ich kann es ihm noch nicht einmal übelnehmen, an seiner Stelle hätte ich wahrscheinlich wie er gehandelt.

Solange ich nichts veröffentlicht habe, wird man, bis auf die, die mich kennen, in mir nur einen Scharlatan mehr sehen. «Man», das ist der Apotheker, der in der Formel Amphetaminchlorhydrat sieht und versichert, ohne sich um die winzige Dosierung zu kümmern: «Das ist sehr giftig, nehmen Sie das bloß nicht!» «Man», das ist der dicke Nachbar, der eifersüchtig ist, aber der es nicht wagt, etwas zu unternehmen, und der eine Angstpsychose vor der Behandlung entwickelt: «Sie sollten nicht weitermachen, Sie sehen schlecht aus!» «Man», das sind die Dünnen, die nur das verstehen, was für sie selbst wahr ist und an Buchenwald erinnern. «Man», das ist das Gerücht, welches sagt . . .

Die neununddreißig anderen kommen. Alle haben 2–4 Kilo abgenommen, ohne Nebenerscheinungen. Sie sind begeistert. Der Wahrheit zuliebe muß ich sagen, daß ich eine Zeitlang danach dachte, ich sei genial. Zum Glück habe ich mich daran gewöhnt, mich mit etwas Selbstironie zu sehen, so daß das nicht allzulange gedauert hat.

Auf einer feinen Gesellschaft fragt mich eine der Damen: «Und was ist Ihre Spezialität, Doktor?»

«Das Genie, Madame, das Genie!»

Na also, alles ist in Ordnung.

9

Die Stunde der entscheidenden Wahl ist gekommen. Werde ich die Allgemeinmedizin verlassen, die ich liebe und die ich immer als meine wirkliche Berufung empfunden habe? Sehr schnell entstehen zwischen dem Kranken und dem, der behandelt, freundschaftliche Bindungen, die bei weitem über das Geschäftliche hinausgehen, wie es von dem «Alles für 20 Francs» verstanden wird. Ich habe gegenüber meinen langjährigen Patienten eine Verpflichtung «auf Leben und Tod», und ich fühle mich unfähig, mich ihr zu entziehen.

Aber die Medizin der Übergewichtigkeit ist anspruchsvoll. Nach einer Dreiminutenkonsultation zu entscheiden, ob ein Klient 30 Kilo abnehmen soll oder nicht, scheint mir mehr als je zuvor ein Vergehen wider den Geist zu sein. Unmerklich, geleitet von dem Bedürfnis, mehr über jeden zu erfahren, bin ich dahin gelangt, mich jeder Person mindestens eine Stunde zu widmen.

Und ich stoße wieder auf die gewaltige Frage, der ich ausgewichen bin: «Warum gibt es die Fettsucht?»

«Weil der Dicke schlecht verbrennt, was er ißt» ist nur der Ansatz einer Antwort. Es ist eine bequeme Arbeitshypothese, aber das Grundproblem wird davon nicht berührt. Die Verbrennung ist nur das Wie, die wirkliche Frage heißt: «Warum diese Ungerechtigkeit? Warum verbrennen die einen gut und die anderen schlecht?»

Mit anderen Worten, wenn wir wieder den Vergleich mit dem Ofenzug benutzen, wann, wie, warum hat er sich geschlossen? Jeder Dicke bietet bei der Befragung ein anderes Bild. Die Neugierde, mehr zu wissen, indem ich das Leben eines jeden in dieser Richtung genau durchleuchte, ist für mich ein entscheidender Beweggrund. Auf halbem Wege kann ich jetzt nicht haltmachen; ich weiß nun, wie man den Blasebalg betätigt, der das Feuer in Gang setzt, aber wenn ich den Ofenzug nicht öffne, wenn ich diesen Fehler nicht korrigiere, wird alles erneut immer wieder in Frage gestellt sein. Und ich selbst werde auch wieder zunehmen, sobald ich nicht mehr täglich die Tabletten zur Verbesserung der Verbrennung einnehme: lieber möchte ich zugrunde gehen.

Der Praktiker in mir, der seine Klientel, seine Leidenschaft verteidigt, setzt dagegen: «Was macht es denn schon, wenn du mit deinen Medikamenten weitermachst, da sie ja ganz augenscheinlich harmlos sind und du mit ihrer Hilfe ein normaler Mensch sein kannst? Die Epileptiker leben ja auch völlig normal, indem sie jeden Tag Gardenal nehmen, die Diabetiker Insulin, und andere sind auch auf bestimmte Dauermedikamentationen angewiesen.»

«Zu einfach. Und dann habe ich keine Sicherheit, daß ich nicht auf Dauer meine Drüsen erschöpfen könnte. Auf jeden Fall bin ich zu sehr auf die Ursache versessen, als daß ich mich mit der bloßen Behandlung zufriedengeben könnte.»

«Du wirst es nicht herauskriegen.»

«Das ist gut möglich. Aber jetzt muß ich weitermachen.» Dieses Ich, der überzeugte Praktiker, findet andere Argumente.

«Wie kannst du annehmen, daß du die gleiche Befriedigung erfährst, wenn du einem Dicken zum Abnehmen verhilfst, wie wenn du durch eine richtige Diagnose oder durch eine Entscheidung zur Operation einem Patienten das Leben rettest?»

Und warum nicht? Du vergißt, wie es mit mir selbst war, wie ich gelitten habe. Warum sollten die anderen, trotz des äußeren Anscheins, manchmal nicht genauso unter ihrer Last ächzen, nicht genauso durch ihre Unförmigkeit gefesselt sein? Die Fettsucht hat unübersehbare Folgen: Allein die Unmöglichkeit für ein Mädchen von 100 Kilo, ein normales Leben zu führen, die Ablehnung, die eine Frau durch ihren Mann erfährt, weil sie, ohne etwas dafür zu können, während ihrer ersten Schwangerschaft plötzlich 30 Kilo zugenommen hat, die bedrohte Gesundheit, die Lebensgefahr durch das Übergewicht.

Es hagelt Argumente, und im Laufe der Zeit stellt sich heraus, daß sie gegenüber der Wirklichkeit noch viel zu schwach waren.

Ein zwanzigjähriges Mädchen besucht mich: 92 Kilo bei 1,58 m. Sie ist so enorm dick, daß ich mir gar nicht vorstellen kann, wie sie aussehen wird, wenn ich sie zum Abnehmen bringe.

Die Behandlung läuft wunderbar: Nach einem Jahr wiegt sie nur noch 65 Kilo, was immer noch viel ist, aber für sie selbst eine beträchtliche Veränderung bedeutet. Da sie von weither kommt, sehe ich sie nur alle drei bis vier Monate zur Konsultation; von Zeit zu Zeit läßt sie telefonisch von sich hören. Eines Tages ruft sie an, und ihre Stimme, der Tonfall ist ganz verändert, bewegt und freudig zugleich: «Herr Doktor, ich muß Ihnen unbedingt etwas sagen: ich bin keine Jungfrau mehr.»

Mir verschlägt es die Sprache.

Sie hat den Mann später geheiratet und ihr erstes Kind bekommen, ohne wieder zuzunehmen.

Kann man sich vorstellen, wie das Leben einer jungen Frau verläuft, auf die niemals ein Mann einen Blick wirft, weil ihre Fettsucht sie in den Augen aller zu einem Monstrum macht? Die sie sehen, sind überzeugt, daß sie selbst für ihren Zustand verantwortlich ist, daß sie abnehmen könnte, wenn sie nur den Willen hätte.

Die Haltung, die man gegenüber anderen Kranken einnimmt, ist ganz anders. Sie erzeugen oft eine liebevolle Zuneigung: ein Fall von Kinderlähmung ist für seinen Zustand nicht verantwortlich, ein Blinder nicht für seine Blindheit. Niemandem würde es einfallen, ihnen seine Verachtung zu zeigen. Der Dicke dagegen wird zur Zielscheibe von Sarkasmus und Lächerlichkeit.

«Du läßt dich gehen», sagt ein Mann zu seiner Frau, die ihm ein Kind geboren hat und nicht mehr ihre Figur von vor der Schwangerschaft wiederfindet. Er gewöhnt sich an, ohne sie auszugehen, weil sie nicht mehr dieselbe ist, weil er sich schämt, sie seinen Freunden zu zeigen: «Sieh dich an, du siehst aus wie ein Teller voll Nudeln.» Es kommt, wie es kommen muß. Während die Frau noch damit beschäftigt ist, das Kind zu hätscheln, nimmt der Mann sich eine Geliebte, die appetitlicher ist, und wenn die Ehefrau dann erbittert aus ihrer Untätigkeit heraustritt, sich zu wehren versucht und ihn beschimpft, hält er ihr ironisch entgegen: «Der Ehevertrag gilt nicht mehr. Ich habe ein reizendes und verführerisches Mädchen geheiratet, auf die ich stolz war, wenn ich mit ihr ausging. Betrachte dich einmal, was aus dir geworden ist. *Ich* habe mich nicht geändert.»

Was tun? Weinen, schweigen, das Kind aufziehen, alle Beleidigungen über sich ergehen lassen, sich die Gesundheit ruinieren mit nutzlosen und verrückten Abmagerungsversuchen.

Ich bin später mit den erstaunlichen Folgen konfrontiert worden, wenn sich solche Situationen wieder normalisierten.

Eines Tages ruft mich ein Ehemann an: «Herr Doktor, ich möchte nicht, daß meine Frau noch mehr abnimmt.»

«Und warum? Sie hat noch einige Kilo zu verlieren!»

«Weil sie mir vorher lieber war. Ich mag so dünne Frauen nicht.»

Sieh mal einer an! Meine Klientin, 32 Jahre, 82 Kilo bei 1,70 m Größe, hatte mir zuvor gestanden, daß sie seit ihrer dritten Schwangerschaft, während der sie auf dieses Gewicht kam, niemals mehr sexuelle Beziehungen mit ihrem Mann hatte. «Du ekelst mich an», hatte er ihr gesagt.

Er dagegen verspürte keine Hemmungen, den Nachbarinnen den Hof zu machen und mit ihnen zu schlafen, wo es möglich war. Der Zorn steigt mir zu Kopfe: «Sie Mistkerl! Solange Ihre Frau dick war, konnten Sie beruhigt sein: Sie konnten den Frauen nachlaufen, ohne Angst haben zu müssen, daß sie sich revanchierte. Sie haben Angst, daß sie Sie jetzt betrügt, weil sie wieder verführerisch und begehrenswert geworden ist. Ich wünsche Ihnen direkt, daß sie es tut!»

Ich bin nicht für Durcheinander, und ich glaube vor allem an die Ehe und an die Familie. Wer kann sagen, wie viele Ehen durch eine plötzliche und brutal auftretende Fettsucht zerstört worden sind?

Vor kurzem war ich zum Geburtstag einer Klientin eingeladen: achtzig Jahre, der Geist lebendig, mit hurtigen Beinen. Drei Jahre zuvor war sie mir von einem befreundeten Kardiologen mit einem sorgfältig verschlossenen Schreiben überwiesen worden: «Du mußt sie unbedingt zum Abmagern bringen, wenn du irgendwie kannst, oder sie hat nicht mehr lange zu leben. Ich übernehme die volle Verantwortung.»

Ohne Zweifel tut er das! Aber wenn eine Panne passiert – und das Risiko, daß es zu Komplikationen kommt, erscheint mir bei dieser Frau enorm hoch zu sein –, wird alle Welt die Schuld bei mir suchen. – Im übrigen wird man mir sowieso alles anlasten, Nervenzusammenbrüche und Krebs, Fehlgeburten und unerwünschte Schwangerschaften. Abmagerungskuren haben eine schlechte Presse, meistens sogar zu Recht.

«Bevor ich auch nur irgend etwas unternehme, möchte ich, daß Sie einen anderen Kardiologen konsultieren und daß er mir schriftlich die Notwendigkeit einer Abmagerungskur bestätigt.»

Und ich erhalte die gleiche zwingende Aufforderung. Daraufhin versuche ich mit aller nur vorstellbaren Langsamkeit und Vorsicht die Abmagerung. Und es gelingt: das entlastete Herz funktioniert besser, und wir haben den Geburtstag fröhlich gefeiert. All das wußte ich im voraus, ich ahnte es im Moment der Entscheidung. Heute kann ich sagen, daß ich seit fünf Jahren unendlich mehr an beruflicher Freude erlebt habe als in fünfzehn Jahren meines Lebens als Hausarzt zuvor, die doch immerhin auch erfüllt waren.

Der Praktiker – ich mache eine letzte Anstrengung. «Und die Langeweile? Hast du auch an die Langeweile gedacht? Den ganzen Tag Dicke und immer wieder Dicke, die gleiche Verordnung schreiben, die gleichen Anweisungen geben. Dauernd in deinem Sessel. Dein jetziger Beruf ist vielfältig, lebendig. Du wirst versanden.»

«Aber das stimmt nicht. Jeder Mensch ist einzigartig, stellt einen besonderen Fall dar, den man sorgfältig analysieren muß. Ich werde Zeit dazu haben. Vorbei ist die Medizin nach der Uhr, gehetzt von der Dringlichkeit, immer in Furcht vor einer Katastrophe durch eine nicht wiedergutzumachende Verspätung.»

«Das Wichtigste willst du nicht sehen. Du hast eine gute Klientel, dank deren du sorgenfrei lebst, und jetzt unternimmst du ein solches Abenteuer.»

«Ich habe nie daran gezweifelt, daß ein Arzt, der seiner Sache sicher ist und loyal gegenüber denen, die ihm vertrauen, bald eine volle Praxis hat. Und wenn ich auch von jetzt ab weniger zu tun haben sollte, der Wunsch, mehr zu wissen, ist einfach zu stark. Und ich werde mehr Zeit für meine Familie haben . . .»

Man stellt sich schwer vor, wie das Leben eines Praktikers heutzutage aussieht. Das bedeutet, beim ersten dringenden Anruf morgens wegzufahren, für ein bißchen Morgentoilette zurückzukommen, wieder wegzufahren, weiß Gott wo zu essen, oft überhaupt nicht zu essen, in die Praxis zurückzukommen, lange Sprechstunden abzuhalten, wieder wegzufahren und den Tag erst zu später Stunde zu beschließen, wenn die Kinder schon im Bett sind und die Frau verdrossen vor dem Fernseher wartet; jede zweite Nacht, wenn es nicht jede Nacht ist, aus dem Schlaf gerissen zu werden. Das sind diese immer wieder verschobenen Aufbrüche in die Ferien, weil «Frau X noch nicht in Ordnung» ist oder weil «Herr Y angerufen hat, er sagt es sei ernst». Der letzte Besuch wird mit vollem Wagen gemacht, auf dem Weg zum Meer. Ich beklage mich nicht; trotz aller Schwierigkeiten glaube ich den schönsten Beruf auf der Welt zu haben.

Und doch habe ich vor kurzer Zeit einen argen Schock bekommen. Bei der Rückkehr von unseren letzten Ferien hatte Françoise ihre Mutter gefragt, indem sie auf mich zeigte: «Der da, ist das der Pappi?»

Für dieses Kind von drei Jahren war der eigentliche Vater der Gärtner, jener Mann, den sie am meisten zu Hause sah. Ich habe seitdem über das Thema des immer abwesenden Arztvaters nachgedacht und finde das Verdienst von Monique nur noch größer, die alleine und gescheit unsere üppige Nachkommenschaft aufzieht. Ich würde ihnen sicher etwas mehr Zeit widmen können. Dies ist das entscheidende Argument, das den Entschluß besiegelt.

Und hier habe ich mich geirrt. Die Geschwindigkeit, mit der ich auf einmal eine Klientel als «Fettkrankenarzt» habe, ist unglaublich. Jeder einzelne Erfolg zieht ein Vielfaches neuer Anfragen nach sich, zumal meine Patienten ganz offensichtlich bei bester Gesundheit sind. Die Wege, auf denen die Kandidaten zu mir gelangen, sind verschieden: da sind meine ärztlichen Freunde, die mir ganz und gar vertrauen, die Friseure – denn alle Welt weiß ja, daß unter den Lockenwicklern viel über diese Probleme geplappert wird –, die Zahnärzte, was am erstaunlichsten ist, denn es fällt schwer, sich diese Art von Konversation während einer Zahnbehandlung vorzustellen, und die zufriedenen Klienten.

Ostern 1967 spreche ich zum erstenmal mit einer Patientin, die von weither kommt. «Woher kommen Sie?»

«Aus Montpellier.»

«Wer hat Sie geschickt?»

«Ach, das ist eine lange Geschichte. Ich habe meine Tochter in Lavelanet angerufen und ihr erzählt, daß ich keine Lust mehr hätte, Diät zu halten, da ich alles wieder zugenommen hätte, was ich mit ungeheueren Anstrengungen verloren hätte, und daß ich nach Paris fahren wollte, um einen Spezialisten aufzusuchen. Ich bat meine Tochter, sich bei ihren Freunden umzuhören, ob nicht irgend jemand den Namen eines Professors kenne. In diesem Augenblick höre ich die Telefonistin sagen: ‹Entschuldigen Sie, Madame, es ist ganz gegen die Vorschrift, aber ich glaube, ich kann Ihnen einen großen Dienst erweisen, ich habe soeben 7 Kilo abgenommen mit Hilfe von Doktor M.›, und sie hat mir Ihre Adresse gegeben.» Die Telefonistin war eine der «vierzig» gewesen.

Die Frau aus Montpellier hat inzwischen gut abgenommen. Als sie im August nach St. Tropez fährt, bricht jeder in Bewunderung aus, fragt nach der Adresse; eine ihrer Freundinnen aus St.-Etienne kommt Anfang September, wird schlank, fährt zur Weihnachtszeit zu einer Neujahrsfeier nach Paris, und Anfang 1968 erhalte ich ein wenig verblüfft die erste Bitte um einen Termin von einer bekannten Persönlichkeit. «Laß es dir nicht zu Kopfe steigen, Kleiner. Gleichviel, wen du behandelst, wichtig ist, daß deine Behandlung erfolgreich und gut ist.»

Zweiter Teil
Die Wahrheit über
die Dicken

1
Warum es «das ideale Gewicht» nicht gibt

Vor allem anderen ist es zunächst einmal wichtig, das Ziel, das man erreichen will, genau festzulegen.

Madame C. verkündet mit einer Stimme, die keinen Widerspruch duldet: «Ich möchte 50 Kilo wiegen.»

«Haben Sie jemals so viel gewogen?»

«Noch nie, aber ich habe in einer Zeitschrift gelesen, daß für eine Frau von meiner Größe, die gut aussehen soll, das Idealgewicht 50 Kilo ist.»

«Aber dabei wird doch überhaupt nicht Ihre Gestalt, die Größe Ihrer Knochen und Bänder berücksichtigt, die Sie nicht ändern können.»

Wie viele Frauen lassen sich von diesen konfusen Diätanweisungen in den Zeitschriften beeinflussen und begeben sich auf Grund abstrakter und unsachgemäßer Zahlen in Abmagerungsabenteuer, bei denen sie ihren Charme und ihre Gesundheit verlieren.

Sicher ist das Verhältnis Größe/Gewicht wissenswert: eine Frau von 60 Kilo (bisher immer) bei einer Größe von 168 cm ist sicher schlanker als eine Frau von gleichem Gewicht, die 10 cm weniger groß ist. Aber dieses Verhältnis genügt nicht, und Wissenschaftler haben sich bemüht, Koeffizienten aufzustellen und Tabellen, die manchmal auf Gleichungen beruhen, die so schwierig sind, daß nur ein Mathematiker damit fertig werden könnte. Ich kann aber zu meiner Unterstützung keinen zu konsultierenden Mathematiker einstellen.

All diese Untersuchungen versuchen andere Gesichtspunkte als die Größe und das Gewicht einzuführen, was angebracht erscheint, wenn es sich um den Brustumfang handelt – obgleich er sich ändert, je nachdem ob man ein- oder ausatmet; albern erscheint es mir allerdings, wenn man auch noch die Größe des Kopfes und der Füße mit einbezieht.

Man müßte ein einfaches und allgemeingültiges Gesetz aufstellen. Mein Blick wird angezogen – wie könnte es anders sein bei ihrem kollektiven und individuellen Reiz – von der Gewinnerin des Wettbewerbs für Miss Welt. Im Bildtext die Namen der Preisträgerinnen, ihre Größe, ihr Gewicht und ihre drei Hauptmaße: Brustumfang, Taillenumfang, Beckenumfang. Diese Maße wechseln natürlich von einer zur anderen, aber die Proportionen bleiben gleich. So drückt also das Bandmaß in Zahlen aus, was das Auge der Richter gewürdigt hat. Um einen Schönheitswettbewerb zu gewinnen, muß man einen Beckenumfang haben, der nicht mehr als 5 cm über dem Brustumfang liegt. Die auf diesem Gebiet am besten ausgestatteten Frauen haben sogar einen Brustumfang, der dem Beckenumfang gleich ist. Außerdem muß der Taillenumfang 30 cm unter dem Beckenumfang liegen. Hier ist also die ideale Form. Die Dreierdefinition: Brustumfang, Taillenumfang, Beckenumfang erlaubt es, eine Regel auszusprechen:

Das ideale Gewicht ist das, das der Körperform entspricht, die der idealen Körperform am nächsten kommt.

Diese Definition ist vorteilhaft, weil sie den körperlichen Eigenarten jedes einzelnen Rechnung trägt und es erlaubt, die Zonen des größten Fettansatzes abzuschätzen: wir werden darauf noch zurückkommen. Das Ziel ist von jetzt ab klar: es gilt die Harmonie der Körpermaße zu erreichen. So muß eine Frau, deren Brustumfang normal ist, und zwar nach Augenschein 90 cm, einen Beckenumfang von 95 cm haben – 5 cm mehr – und einen Taillenumfang von 65 cm – 30 cm weniger. Für Frauen, die Kinder haben, kann man eine Erweiterung der Taille von 1 cm pro Schwangerschaft einräumen.

Ich beschreibe da die Schneiderpuppe der Couturière, die Venus von Milo. Aber was ist mit den Armen und Beinen?

Hier ist das Resultat meiner schlaflosen Nächte. Wenn man von einem angemessenen Beckenumfang ausgeht, scheinen mir die

Grenzwerte folgende zu sein: 40 cm weniger für den oberen Teil des Oberschenkels, 51 cm weniger für die Mitte des Schenkels, 62 cm für die Wade und 73 cm für die Fessel, das heißt bei einem Becken von 95 cm: 55 cm, 44 cm, 33 cm, 22 cm. Ein Abstufungsschema also von jeweils 11 cm.

Versuchen wir nun einmal, die ideale Dreierkonfiguration für den Mann aufzustellen. Sie ist, da der Busen ja fehlt, leichter aufzustellen: der Beckenumfang muß 5 cm unter dem Brustumfang liegen und der Taillenumfang 15 cm unter dem Brustumfang. Das heißt, bei einem Brustumfang von 100 cm bei normaler Atmung, eine ideale Dreierfigur von 100 cm, 85 cm, 95 cm.

Dieses Mal stimmt das aber nicht mit den Körpermaßen eines Mr. Universum überein. Ich wollte ihre Maße jedoch ohnehin nicht berücksichtigen, da sie im Gegensatz zu denen der Miss Welt das Ergebnis von Fälschungen sind: Muskeln, die durch lange, weit über das Übliche hinausgehende Gymnastikübungen und durch Bodybuilding gezüchtet wurden, und ein erheblich erweiterter Brustumfang. Deshalb habe ich ganz einfach die Männer studiert, die die Mehrzahl der Beobachterinnen gut gebaut fanden, ohne jede muskulöse Herausforderung.

Vor unbändiger Freude kratze ich mir den Schädel, so glücklich bin ich, diese Grundmerkmale jetzt zur Verfügung zu haben: die ideale Form des Körpers. Ich lasse zwei Stempel mit menschlichen Silhouetten anfertigen: den weiblichen und den männlichen Körper; und auf jede Karteikarte zeichne ich, von den Maßen der Konsultierenden ausgehend, ihre Körperschemen, indem ich die überstehenden Zonen rot schraffiere. Das Ergebnis ist packend. Versuchen Sie es einmal mit ihren eigenen Körpermaßen und Sie werden sehen. Ich jubiliere bis zu dem Augenblick, wo ich, natürlich, auf einen Fall stoße, auf den sich das Gesetz, «das auf gar keinen Fall geändert werden darf», nicht anwenden läßt. Eine Klientin – wir wollen sie Frau Martin nennen –, die 80 Kilo bei 1,63 m wiegt und deren Maße der Dreierregel entsprechen, also ideal sind, jedoch 20 cm größer sind, als sie sein sollten: Brustumfang 110, Beckenumfang 115, Taillenumfang 85. Sie hat eine harmonische Figur, gewiß, aber auch eine enorme. Es heißt also eine zusätzliche Regel anwenden oder aber andere Kriterien finden. Es ist zum Verzweifeln, sollte es keine Definition ohne Ausnahme geben?

Man muß ein anderes Element einführen. Wenn man die Haut so zwischen die Finger nimmt, daß man die darunterliegende Muskulatur ertasten kann, bestimmt man das, was die Hautfalte genannt wird: sie ist natürlich um so dicker, je mehr Fett unter der Haut ist. Es gibt übrigens Leute, die – scharfsinnigerweise – diese Methode gewählt haben, um die Größe des Fettdepots zu bestimmen; das reicht bis zur Messung der Falte mit einer Schublehre – man sieht also, ich bin nicht der einzige, der auf dem Gebiet der Fettleibigkeit herumbastelt.

Ich vervollständige also die Messung durch die Untersuchung der Hautdicke unterhalb der Achsel für den Brustumfang, auf dem Bauch für den Taillenumfang und auf dem Gesäß für den Beckenumfang. Ein Versuch, den jeder Leser machen kann.

Wenn bei der Messung die Dicke der Haut normal ist, was leicht festzustellen ist – Sie fühlen sehr wohl, wenn Sie kneifen, ob Sie zwischen ihren Fingern ein dünne, mittlere oder sehr dicke Haut haben –, dann bedeutet dies, daß der Körperumfang das richtige Maß hat, und er kann dann als Grundlage für die beiden anderen Maße dienen. Zum Beispiel findet Frau Durand, die sich zu dick findet, auf ihren Rippen eine normale Dicke der Haut. Sie mißt nach und findet: 88 cm Brustumfang. Dann muß ihr Taillenumfang 63 cm und ihr Beckenumfang 93 cm sein – Sie erinnern sich, 25 cm mehr, 5 cm weniger. Aber auf dem Gesäß kann sie die Haut nur schwer abheben – und es tut weh, weil in dieser Gegend, wie wir später noch sehen werden, das Fett immer zellulitisch ist und fest auf dem muskulären Untergrund haftet. Sie mißt nach und findet: Beckenumfang 102 cm, das heißt 9 cm zuviel. Das muß sie verlieren.

Alle sagen ihr: «Aber nein, du bist ganz in Ordnung so, du gefällst mir.»

Wenn Frau Durand ihren «Reithosenspeck»* betrachtet, weiß sie sehr wohl, daß sie an dieser Stelle zu dick ist; sie weiß jedoch

---

* Besondere Art des Fettansatzes auf der Hüfte und dem oberen Teil des Oberschenkels. Siehe Kapitel über weibliche Fettsucht.

nicht, wie sie es machen soll, um gezielt abzunehmen. Aber sie hat zumindestens den Schaden festgestellt und seine Größe abgeschätzt, das ist schon ein guter Anfang.

Kehren wir zu meinem Ausnahmefall, Madame Martin, zurück, deren Körperformen trotz ihrer 80 Kilo bei 163 cm harmonisch sind. Ihre Haut ist bei jedem der drei Umfänge beträchtlich verdickt. Also muß sie überall abnehmen, bis die berühmte Hautfalte normal geworden ist.

Wenn also die Hand dem Auge und dem Bandmaß zu Hilfe kommt, kann man die Grundregel wie folgt niederschreiben:

Das ideale Gewicht ist das, das der Körperform entspricht, die der idealen Körperform am nächsten kommt, unter dem Vorbehalt einer normalen Dicke der Haut im Gebiet der Messungen.

Ein Freund, der sich mit Mathematik beschäftigt, macht mich darauf aufmerksam, daß jedes Gesetz auch überprüfbar sein muß; ich glaube, sie auf folgende Weise gefunden zu haben: für eine Frau, deren Gewicht zu irgendeinem Zeitpunkt ihres Lebens normal war, gilt, daß sie für jeweils 10 Jahre und für jede Schwangerschaft 1 Kilo hinzufügen muß.

Dies ist der Fall bei Madame Durand: zum Zeitpunkt ihrer Heirat war sie 20 Jahre alt, wog 50 Kilo und war vollkommen harmonisch gebaut; sie ist heute 35 Jahre alt, drei Kinder; sie sollte also heute viereinhalb Kilo mehr wiegen als bei ihrer Heirat – 3 Kilo für die Schwangerschaft, eineinhalb Kilo für fünfzehn Jahre. Man sieht, daß bei einem lokalisierten Fettansatz, in diesem Fall das Becken, 2 cm, die man abnimmt, einem Gewichtsverlust von 1 Kilo entsprechen: d. h. 9 cm Beckenumfang = 4,5 Kilo. Und daß mir keiner mehr mit dem Argument komme, das sich einfach nicht halten läßt: «Warum nehmen Sie zu?»

«Weil ich älter werde.»

«Nein, das Altern bringt bei einer Frau nur eine Gewichtszunahme von 1 Kilo in 10 Jahren mit sich. Dagegen kann man bei einem Mann mit einem Kilo in fünf Jahren rechnen.»

Ich stelle fest, daß ich eine gewisse Neigung habe, die Männer zu vergessen, eine Tatsache bei einem Mann, die erstaunlich genug ist, um festgehalten zu werden. Nehmen wir also ein Beispiel: Der Rekrut Dupont geht zu seinem Regiment. Er ist 20 Jahre alt, und wie fast jeder in diesem Lebensalter ist er schlank und muskulös, wiegt 76 Kilo bei 1,80 m Größe. Mit 35 Jahren, als verbürgerlichter Herr Dupont wiegt er 92 Kilo, während er doch im Laufe der Jahre nur um 3 Kilo hätte zunehmen sollen – 1 Kilo für jeweils 5 Jahre. Herr Dupont muß 13 Kilo verlieren – von 92 auf 79. Spielen wir mit ihm das Messungsspiel.

92 Kilo (jetziges Gewicht)	79 Kilo (das Ziel)	76 Kilo (Militärzeit)
Brust 106	103	100
Taille 104	90	85
Becken 102	98	95

Im Vergleich zu seiner Militärzeit hat Freund Dupont zugenommen um: 6 cm Brustumfang, 7 cm Beckenumfang, aber 19 cm Taillenumfang; er ist fröhlich dickbäuchig geworden. Wenn er entsprechend abnimmt, muß er an der Brust 3 cm verlieren, am Becken 4 cm und an der Taille 14 cm – bei einem Mann ist die Abnahme von einem Kilo gleichbedeutend mit einer Verringerung des Körperumfangs um einen Zentimeter. Und damit kommen wir auf 80 Kilo.

Kehren wir zu den Frauen zurück. Frau Martin war nie schlank. Bei ihr ist also keine nachträgliche Überprüfung möglich, indem man von einem früher normalen Gewicht ausgeht. Bei ihr muß man sich an die Grundkriterien halten. Die Erfahrung zeigt mir hier, daß ein Abmagern von 1 cm bei den drei Grundmaßen einem Gewichtsverlust von 1 Kilo entspricht. Um 20 cm bei jedem Körpermaß zu verlieren, muß Madame Martin also 20 Kilo abnehmen.

Ich muß mich auf diese Regel bei allen Klientinnen berufen – es ist fast ausschließlich die Domäne der Frauen, die in meine Praxis kommen: «Herr Doktor, ich möchte abnehmen.»

«Das springt nicht gerade in die Augen, Madame.»

«Aber ja! Sehen Sie doch nur diese ganze Zellulitis, die ich da habe!»

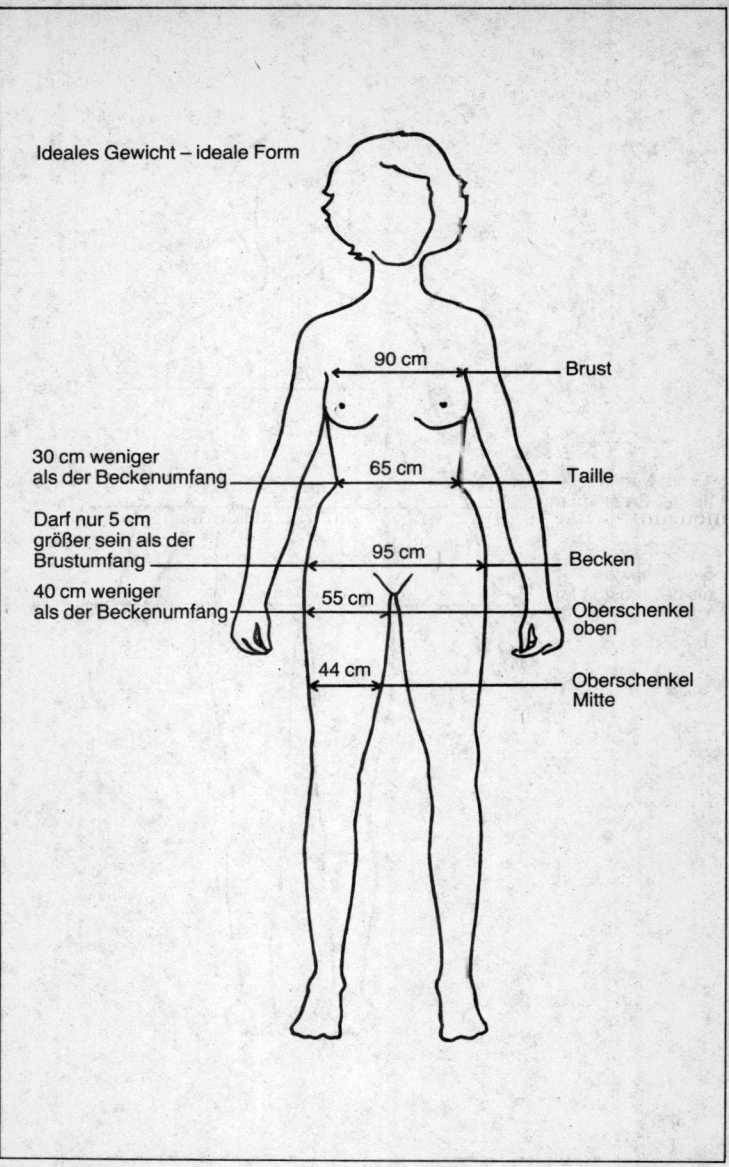

Ideales Gewicht – ideale Form

90 cm — Brust

30 cm weniger
als der Beckenumfang — 65 cm — Taille

Darf nur 5 cm
größer sein als der
Brustumfang — 95 cm — Becken

40 cm weniger
als der Beckenumfang — 55 cm — Oberschenkel
oben

44 cm — Oberschenkel
Mitte

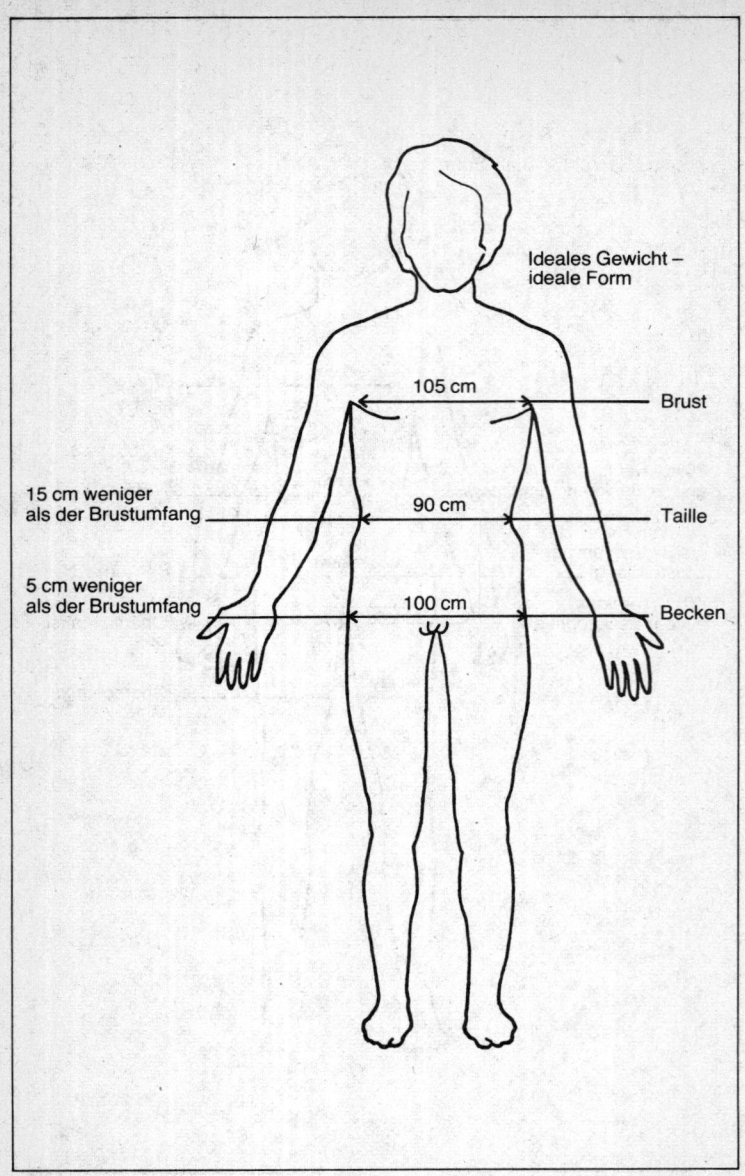

Ideales Gewicht –
ideale Form

105 cm — Brust

15 cm weniger
als der Brustumfang — 90 cm — Taille

5 cm weniger
als der Brustumfang — 100 cm — Becken

94

Und ohne daß ich sie darum gebeten hätte, hebt Madame umnebelt ihre Röcke hoch, kneift ihre mageren Schenkel bis auf die Knochen durch und sagt mit flehender Stimme: «Sehen Sie doch nur, diese ganze Orangenhaut hier. Das kann nicht so bleiben.»

Ich selbst sehe nichts anderes als eine betrübliche Magerkeit, Resultat einer Behandlung – falls ich es so nennen darf – von unglaublichen Hungerkuren, die unternommen wurden, um ein Problem zu lösen, das es gar nicht gibt, eine bloße Einbildung ist. Die Klientin hat sich in der Adresse geirrt, nicht mich muß sie konsultieren, sondern einen Psychiater. Ich mühe mich herzlich ab, ihr diese Idee nahezubringen. Es gelingt mir nicht; unerschütterlich wird sie ihre Suche fortsetzen, bis endlich die unausweichliche Depression, die schon droht, ausbricht und sie, von dem Richtigen behandelt, ihren gesunden Menschenverstand wiederfindet.

Von nun an weiß ich, wie weit ich gehen kann, und wenn eine Klientin, von der ich glaube, daß sie ihr optimales Gewicht erreicht hat, mir sagt: «Doktor, seien Sie so nett, ich möchte noch ein wenig abnehmen, um sicherer zu sein, um eine Sicherheitsspanne zu haben», kann ich ihr entgegenhalten: «Sie haben jetzt Ihr ideales Gewicht erreicht, und es ist ausgeschlossen, daß Sie noch weiter abnehmen, weil jeder Mensch ein Gewicht hat, bei dem er sich im Gleichgewicht befindet und das er einhalten muß. Sicher könnten Sie noch mehr abnehmen, aber gegen die Natur und mit Hilfe von Medikationen und Diäten, von denen ich nicht will, daß Sie sie benutzen und durch die Sie, sobald Sie sie nicht mehr nehmen, einen Rückfall erleben würden.»

Man muß lernen, wenn man einmal seinen Gleichgewichtszustand erreicht hat, seinen Körper zu akzeptieren.

Die mich heute sehen, halten mich zweifellos für voluminös und finden es schamlos, im Zusammenhang mit mir von Abmagerung zu sprechen: «Schaut euch doch bloß mal diesen Dicken da an, der von Abmagern spricht. Er täte besser daran, sich selbst zu behandeln.»

Sie haben mich nicht «vorher» gesehen. Ich aber wohl, und ob!

Und ich weiß, was ich jetzt bin nach dem, was ich früher war. Für mich handelt es sich darum, mich im Gleichgewicht zu halten und mich in meiner Haut wohl zu fühlen. Wenn früher nach dem morgendlichen Erwachen der erste Eindruck immer die Last des eigenen Körpers war, was macht es dann schon, wenn man immer noch im Vergleich zu Figuren wie die von Cary Grant oder Gary Cooper füllig wirkt, wichtig ist nur, daß man niemals mehr von der Masse des eigenen Körpers behindert wird!

Sie sind zahlreich, die Abgemagerten, die ihren sicher noch unvollkommenen Körper mit Befriedigung betrachten, trotz allen noch zurückgebliebenen Resten von Fett. Es kommt häufig vor, daß eine Klientin über ihre 65 Kilo strahlt – während sie vor einem Jahr noch 85 wog – und indem sie sich auf ihren Absätzen dreht, sagt: «Sehen Sie doch nur, Doktor, wie schlank ich geworden bin, wie gut dieses Kleid mir jetzt steht. Vielen Dank!»

Die Szene könnte lächerlich sein – denn die Frau wirkt immer noch dick –, würde ich mich nicht daran erinnern, wie sie «vorher» war. Auch das können die Dicken als einzige begreifen: *«vorher, nachher»*.

Aber wenn es auch viele sind, die sich trotz einiger überflüssiger verbleibender Kilo mit Befriedigung betrachten, so bleiben doch einige unzufrieden, die sich nicht damit abfinden können, unvollkommen zu sein, und die ihre Suche nach der unmöglichen Vollkommenheit, trotz der damit verbundenen Gefahren, fortsetzen.

Ein bezauberndes junges Mädchen, das zu meinen vierzig ersten Patienten gehörte, hatte in einem Jahr die 56 Kilo erreicht, die wir nach gemeinsamer Übereinkunft als ihren Gleichgewichtszustand angestrebt hatten, ohne Probleme hatte sie 12 Kilo verloren. «Ich möchte noch mehr abnehmen.»

«Kommt nicht in Frage! Du bist in Ordnung so, weiterzumachen wäre gefährlich.»

Die Unterhaltung wurde erregt. Ich konnte sie nicht überzeugen, und sie ging schließlich, indem sie die Tür hinter sich zuknallte. «Ich werde schon jemanden finden, der mir hilft.»

«Du bist verrückt, ich verbiete es dir.»

Sie hat ihren Mörder gefunden: ich habe erfahren, daß sie ein Jahr später, mager, viel zu stark abgemagert durch die Wahnsinnsdrogen eines Mannes, den ich nicht als Arzt bezeichnen kann, auf dem Trottoir der Rue d'Alsace gestorben ist. Ich kann nicht ohne Verzweiflung an sie denken: daß ein junges und schönes Mädchen sein Leben aufs Spiel gesetzt hat, um mehr abzunehmen als vernünftig war, und daß ich nicht die Worte gefunden habe, um sie zurückzuhalten.

2
Zwei goldene Regeln
für die Dicken

Die genaue Analyse der rot schraffierten Zonen, die über die Grundfigur hinausgehen, läßt eine neue Gewißheit entstehen: es gibt auch nicht zwei Fälle von Fettsucht, die einander genau gleichen würden. Dagegen kann man sie in zwei große Kategorien einteilen: die Schemata, bei denen das Fett auf Gesicht, Hals und Brustkorb vorherrscht, und die Schemata, bei denen das Fett sich vornehmlich unterhalb einer Linie befindet, die auf der Höhe des unteren Randes der Rippen verläuft, sowie auf Armen und Beinen.

Das erinnert mich an etwas.

Zuerst einmal an das, was man mir auf der Universität beigebracht hat: Es gibt zwei Arten von Fettsucht, die androide, auf dem Oberkörper, sie ist die Fettsucht des Mannes; dann die gynoide, die der Frau eigen ist und sich auf dem Unterkörper entwickelt. Ich erinnere mich, daß mir das immer ziemlich verrückt erschien, viel zu schematisch, diese Gegenüberstellung von Mann und Frau, insbesondere, wenn ich an meinen eigenen Fall dachte: die Hüften waren bei mir viel dicker als die Brust. Ich stelle fest, daß die Autoren dieser Kategorisierung die Beobachtungen der alten griechischen Ärzte benutzt haben.

Diese beiden Kategorien bringen mich auf meinen Ofen zurück: Es gibt da diejenigen, die zuviel Kohlen aufschütten, und diejenigen, die schlecht verbrennen. Ich muß ganz schnell feststellen, ob ich die einen in Verbindung bringen kann mit denen, die am Oberkörper und die anderen mit denen, die am Unterkörper fett sind.

Schon seit dem Anfang meiner Untersuchungen bin ich beeindruckt von der starken Magerkeit der Oberkörper vieler meiner Klientinnen mit «Reithosenspeck», und fast alle sagen mir: «Ich habe diese oder jene Diät gelebt und habe dabei im Gesicht und im Bereich des Oberkörpers abgenommen. Meine Zellulitis habe ich eigentlich nach wie vor.»

Überlegen wir mal logisch! Wenn eine Frau bei einer Hungerdiät solchermaßen abnimmt, also nur im Bereich des Oberkörpers und nicht am Po, dann bedeutet dies erstens: Fett aus übermäßiger Ernährung schlägt sich auf dem Oberkörper nieder, und zwar dort, wo eine Hungerkur es verschwinden läßt, und zweitens, die weibliche Zellulitis ist nicht ernährungsbedingt. Wenn sie aber nicht ernährungsmäßigen Ursprungs ist dann ist sie folgerichtig an eine Störung der Verbrennung gebunden. Also sind die Leute, die am Oberkörper fett sind, die «Vielfraße», und die, die unten dick sind, die «schlechten Verbrenner». Natürlich muß man noch eine dritte Kategorie hinzufügen, die Überall-Fettsüchtigen, bei denen gleichzeitig Verbrennung und Ernährung schlecht geregelt sind.

Die Überlegung befriedigt mich, weil sie einfach ist und weil sie mich die griechische Einteilung wiederfinden läßt: die Androiden, die nicht nur die Männer, sondern auch die Frauen sind, die zuviel essen, und die Gynoiden, die nicht nur die Frauen sind, sondern auch die Männer, deren Verbrennung schlecht geregelt ist.

Diese theoretische Überlegung entspricht dem, was ich dauernd feststelle in bezug auf das Aussehen des Fettes selbst. Ich sehe, daß das, was sich oberhalb des Äquators des unteren Rippenbogens festsetzt – der Hemisphere des Großen Fressens, ein Fett ist, das der Haut einen gelben, dichten Anblick verleiht; es ist reich an Nahrung. Es häuft sich an bevorzugten Punkten an: es verabscheut Löcher, bläst daher die Backen auf, läßt den Hals verstreichen, fällt unter dem Kinn herab, springt als Bisonbuckel wieder aus der Rückenrinne auf, die es zuvor schon zwischen den beiden Schulterblättern ausgefüllt hat. Es gleitet leicht zum Bauch hin und zur Taille, aber traut sich nie auf die Schenkel oder die Beine. Betrachten Sie einmal diejenigen Ihrer Freunde, die starke Esser sind, am Strand: sie haben einen Bauch, gewiß, aber immer herrliche Beine.

Ich sehe, daß das Fett, welches sich unterhalb des Äquators ansiedelt – in der Hemisphäre der schlechten Verbrennung –, ganz anders ist: rosa oder weißlich, immer schwammig, reich an Wasser, klammert es sich am muskulären Untergrund fest. Zieht man daran, so schreit der Betroffene, denn diese Partien sind häufig von Gefäßen durchzogen. Man hätte Lust, es zu pressen, es auszudrücken wie einen Schwamm. Dieses Fett wagt sich niemals nach oben, mit Ausnahme der Arme und Schultern – man darf nicht vergessen, daß der Mensch ein Vierfüßler ist, der seine Berufung vergessen hat: wenn wir auf allen vieren laufen würden, würden unsere Arme wahrscheinlich ein ähnliches Schicksal erleiden wie unsere Beine.

Die Einteilung entspricht dem, was mir die Klienten dauernd sagen. Ich finde bei all denen, die zugeben, zuviel zu essen, das dichte Fett am Oberkörper, und bei all denen, die einen großen Schwur ablegen, keine Fresser zu sein, das zellulitische Fett unten. Es sieht so aus, als ob die letzteren unten ein «schlechtes» Fett voller Abfälle ansammelten, weil sie nur unvollständig «verbrennen»: Für sie gibt es keine andere Lösung, als die Verbrennung zu Ende zu führen. Was die anderen angeht, so sammeln sie oben ein «gutes» Fett als Reserve an, weil sie zuviel essen: es wird keine andere Lösung geben, als diese Reserve zu «essen». Ich hätte gerne, daß die Forscher mir eines Tages diesen Mechanismus erklären würden: denen, die schlecht verbrennen, alles Unglück; den anderen alles Gedeihliche.

Aus diesen Beobachtungen geht hervor: daß jemand, dessen Rückenrinne zwischen den Schulterblättern mit Fett ausgefüllt ist – um so mehr, wenn sich dort ein «Bisonbuckel» gebildet hat –, lügt oder sich etwas vormacht, wenn er vorgibt, nicht zuviel zu essen in dem Sinne, wie ich es verstehe, das heißt mehr als der Durchschnitt der Menschen seines Alters und seiner Konstitution; daß man im Gegensatz dazu jemandem glauben muß, der, mit hervortretenden Schlüsselbeinen und hohlen Wangen, versichert, nicht zuviel oder sogar ungenügend zu essen.

Man könnte einen Abzählvers machen:

Du hast Fett oben,
Du ißt zuviel;
Du hast Fett unten,
Du ißt nicht;
Du hast Fett oben,
Du ißt zuviel;
Du hast Fett unten,
Du verbrennst nicht.

Ich habe bis zum heutigen Tag keine Ausnahme von dieser Regel gefunden: aber es gibt nichts, was es nicht gibt.

Nachdem sich die Euphorie während des Aufstellens dieser Grunddefinitionen gelegt hat, finde ich mich mit meinem Problem wieder: ich weiß immer noch nicht, warum die einen gut verbrennen und die anderen schlecht. Ich habe aber trotzdem einen Fortschritt gemacht, da ich von jetzt an die einen wie die anderen mit einem Blick erkennen kann.

Ich spare Zeit. Das ist alles.

Betrachten wir doch unsere Fetten, die schlecht verbrennen, einmal etwas genauer.

Ich erinnere mich der Lehren, mit denen wir als Studenten von einem meiner Universitätsprofessoren überhäuft wurden: als allererstes forderte er den Kranken auf, sich zu entkleiden, dann, auf seinen Schreibtisch gestützt, musterte er ihn von Kopf bis Fuß. Seine Diagnose war dann bereits gestellt, der Rest bestand nur noch aus einer Überprüfung.

«Wie machten es doch noch die Griechen?» fragte er uns. Da sie das Abhorchen noch nicht kannten, sahen sie sich den Patienten genau an und verstanden es, zu sehen; die Ergebnisse ihrer Beobachtungen, die uns überliefert sind, sind noch heute von unanfechtbarer Wahrheit. Jeder Mensch trägt die Spuren dessen, was in ihm vorgeht, deutlich sichtbar mit sich herum.

Ihr müßt zuerst den Gesichtsausdruck betrachten und dort den Schmerz lesen, die Angst oder die vorgegebene Bereitschaft zum Entgegenkommen. Dann die Haut, ihre Farbe, ihre Dichte, den Zustand der Gefäße, die sie durchziehen, die Verteilung der Haare, die Abzeichnung des Knochengerüstes, die Fettverteilung.

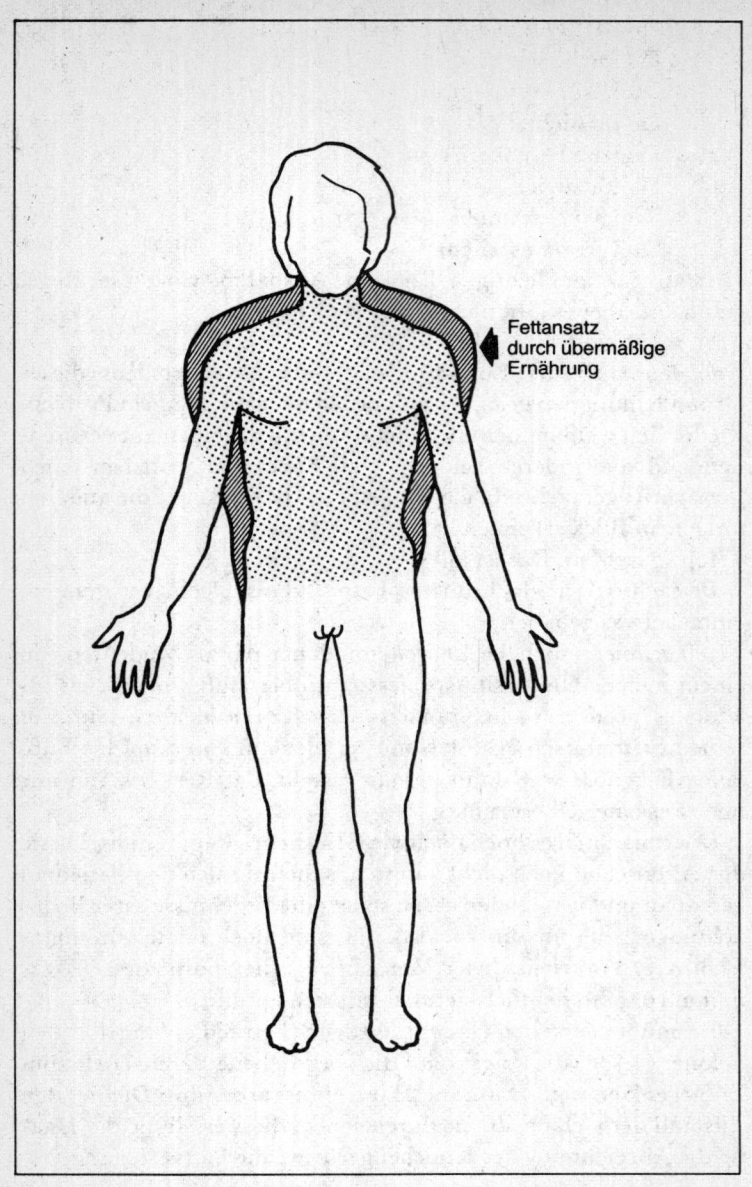

Fettansatz
durch übermäßige
Ernährung

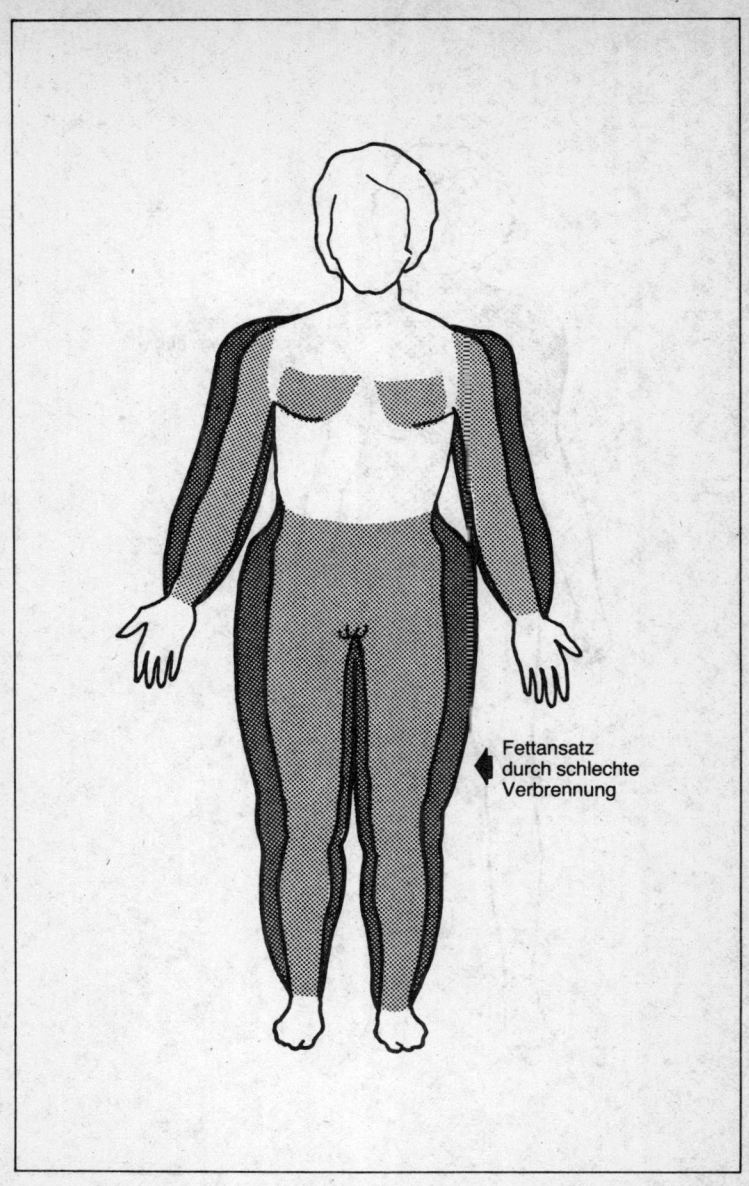

Fettansatz
durch schlechte
Verbrennung

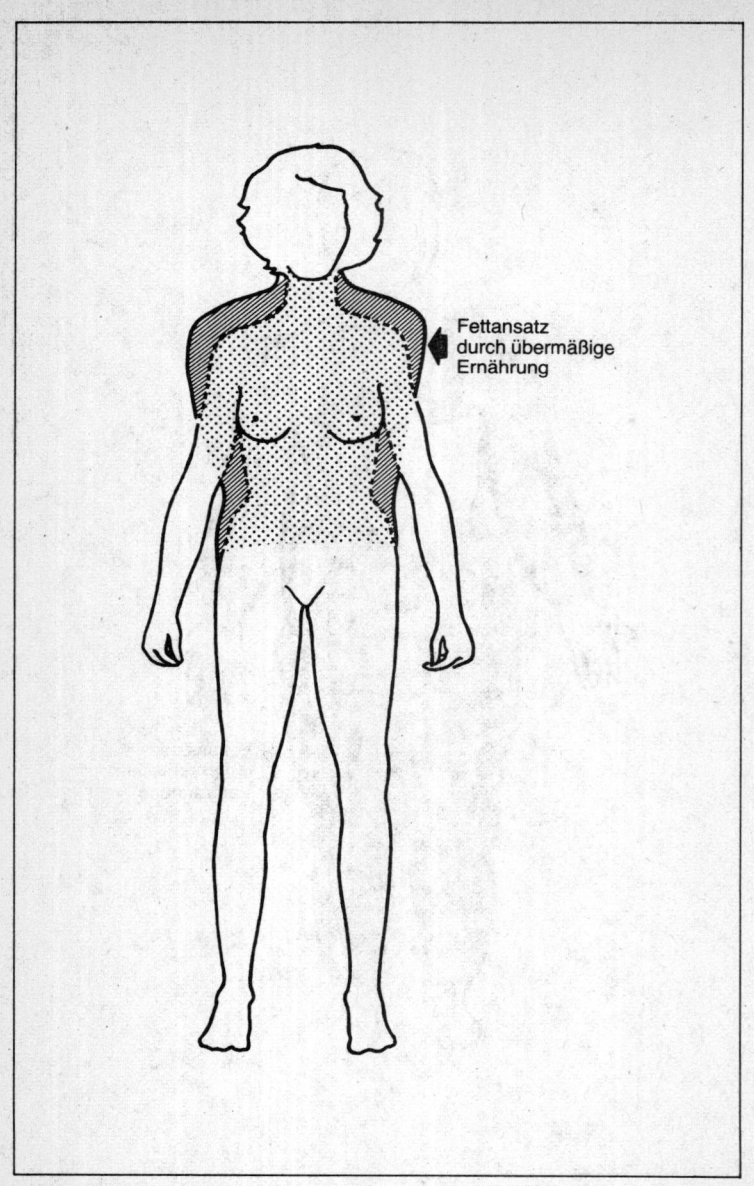

Fettansatz
durch übermäßige
Ernährung

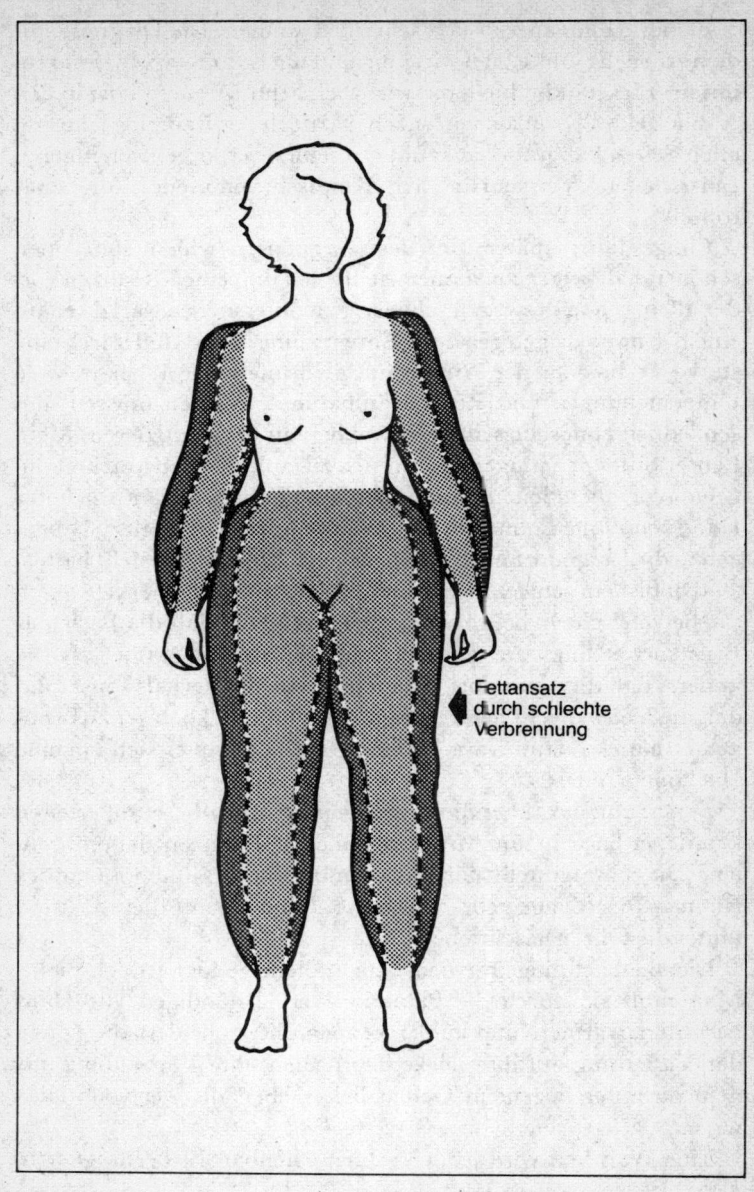

Fettansatz
durch schlechte
Verbrennung

Er hätte ein ganzes Buch schreiben können: Die Diagnose mit dem Auge. Er fühlte, daß wir, jung und unerfahren, wie wir waren, ihn für rückständig hielten. Was? Sich zehn Minuten lang in den Anblick eines Kranken versenken, wo doch der Radiologe ihn von allen Seiten fotografieren kann, mit seinen verborgensten inneren Einzelheiten? Vergeudete Zeit! Kindisch anmutende Altersmarotten!

Einige Jahre später, um des Vergnügens willen, ihm einen schönen Fall zeigen zu können, stellte ich ihm einen Kranken vor, der allein schon deswegen schwierig zu untersuchen war, da er auf einem sehr niedrigen geistigen Entwicklungsstand und durch eine starke Verbiegung der Wirbelsäule deformiert war. Ich hatte viele Untersuchungen und Röntgenaufnahmen machen müssen, um schließlich eine sehr seltene Krankheit zu diagnostizieren. Mein Lehrer bittet den jungen Mann, sich zu entkleiden, betrachtet ihn genau von allen Seiten, nimmt ein Blatt Papier, und mit sicherer Hand schreibt er, ohne die Röntgenaufnahmen gesehen zu haben, genau die Diagnose auf, die ich mit so viel Mühe festgestellt hatte.

«Du bist ein schlechter Schüler. Hättest du dir gemerkt, was ich dir beigebracht habe, so wäre dir aufgefallen, daß die Basis des Brustkorbes links am Rücken sehr viel weniger atmet als die andere, daß die Haut dort etwas stärker schimmert als sonst, und daß die Venen leicht hervortreten. Wenn du wirklich genau beobachtet hättest, dann wäre dir klargeworden, daß es sich um eine Infektion handelt.»

Er war entzückt über die demütigende Lehre, die er mir erteilen konnte: er hatte in fünf Minuten, ohne den Kranken zu berühren, eine Diagnose gestellt, für die ich mit Hilfe des Labors und des Röntgens vier Tage gebraucht hatte. Ich habe mir diese Lektion hinter die Ohren geschrieben.

Die Beobachtung mit dem Auge allein genügt jedoch nicht. Man muß sie durch die Palpation vervollständigen: die Haut berühren, wärmere und kühlere Zonen unterscheiden, die Zonen der Verfettung auf ihre Dicke überprüfen; ihre Verbindung mit dem darunter liegenden Gebiet liefert ebenfalls wertvolle Hinweise.

Eine Wahrheit wird jedoch schnell offenbar: Es bestätigt sich, daß die Verteilung des Fettes auf dem Körper der Übergewichtigen von Fall zu Fall verschieden ist und daß auch die Art des Fettes von einem zum anderen wechselt.

So sehe ich also, wie sich eine erste Regel abzuzeichnen beginnt: die Verteilung des Körperfetts ist abhängig von den Ursachen, die es hervorrufen; die Natur überläßt nichts dem Zufall. Es geschieht nicht durch eine Laune, einen kapriziösen Einfall, daß das Fett sich beim einen an einem bestimmten Ort festsetzt und einen bestimmten Anblick bietet, beim anderen an einem anderen Ort und ein anderes Aussehen hat.

Eine neue Verpflichtung erscheint: man darf nicht mehr länger nur quantitativ abmagern lassen in Kilo, die auf der Waage registriert werden, sondern auch qualitativ in Zentimetern in den Gebieten, die am meisten vom Fett verunstaltet sind. Das macht die Sache zwar besonders schwierig, gibt ihr aber auch eine neue Würze: *das qualitative Abmagern.*

Der Skeptiker in mir bricht in Gelächter aus: «Du trägst immer dicker auf, brauchst nur noch ein Schild anzubringen: ‹Bei Moron – vollständige Neumodellierung›.»

Antwort: «Und was versuche ich denn mit meiner Lokalbehandlung, wenn nicht das?»

Der Skeptiker: «Deine Massagen, deine Infiltrationen, deine Vibrationen helfen alle nur zeitweilig. Du wirst die Probleme deiner Patienten nicht dadurch lösen, daß du sie ausschüttelst wie nassen Salat, sie einwickelst wie Kartoffeln in Stanniolpapier oder sie in Nadelkissen verwandelst.»

Die Stimme des alten Lehrers mit dem griechischen Blick erhebt sich von neuem.

«Man kann jedem Individuum zum Teil ansehen, was in seinem Inneren vorgeht.»

«Ja, mein guter Meister, ich habe es wohl gehört. Es wurde bereits gesagt: die Verteilung des Körperfetts ist abhängig von den Ursachen, die es hervorrufen. Aber damit liegen sie noch nicht offen zu Tage. Sie sind nicht auf den Hintern geschrieben, so wie der Alkohol als rote Schwellung auf die Nase des Trinkers.»

Aber, warum eigentlich nicht? Da die Natur auf Ordnung hält, muß sie wohl einen Grund haben, den einen mit einem hervorste-

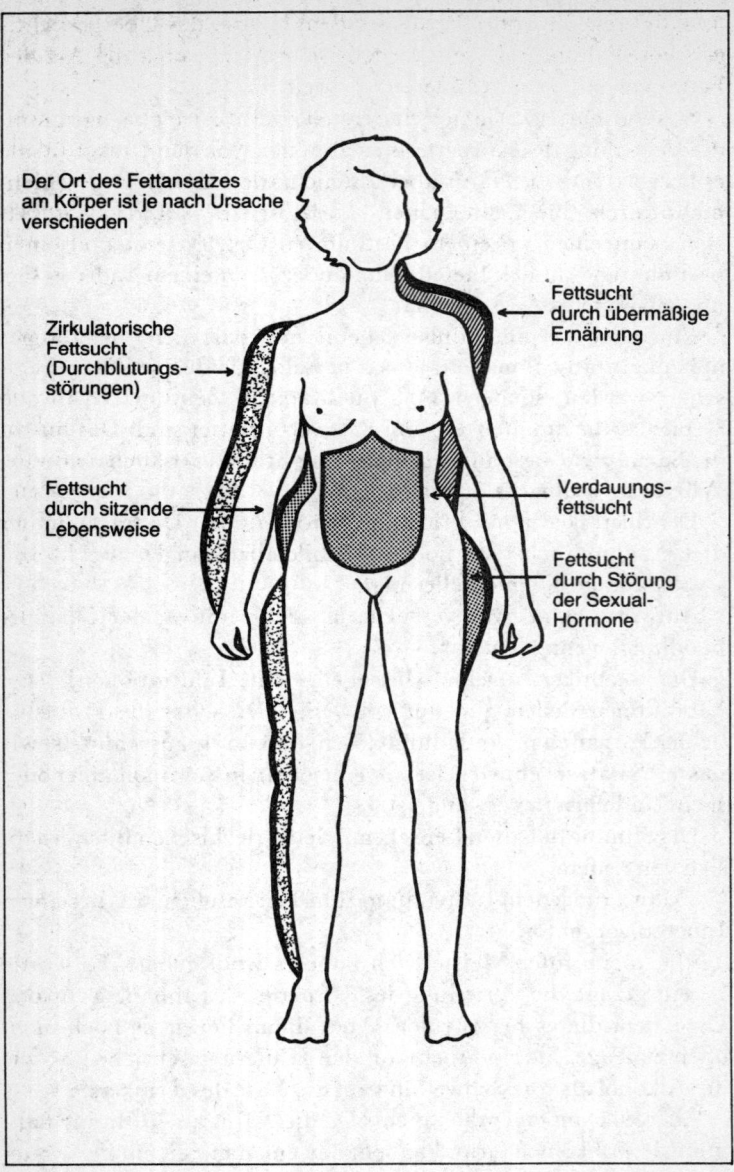

Der Ort des Fettansatzes
am Körper ist je nach Ursache
verschieden

Zirkulatorische
Fettsucht
(Durchblutungs-
störungen) →

Fettsucht
durch sitzende →
Lebensweise

Fettsucht
durch übermäßige
← Ernährung

Verdauungs-
fettsucht

Fettsucht
durch Störung
der Sexual-
Hormone

henden Bauch zu versehen und den anderen mit enormen Schenkeln. Und in der Medizin nennt man diesen Grund die Ursache. Man muß den Beweis finden.

Ich tapeziere mein Zimmer mit rot schraffierten Silhouetten. Ich bemerke, daß sich diejenigen, die durch Ernährung zu dick sind, in drei Gruppen einteilen lassen; sämtlich mit einer Last aus wäßrigem Fett unterhalb des Äquators des unteren Rippenbogens: diejenigen, die ihr Fett um die Taille herum angesammelt haben; diejenigen, die ihr Fett vom Ursprung der Gliedmaßen – Arme inbegriffen – bis zu den Knöcheln angesammelt haben.

Ich ordne die Zeichnungen gruppenweise: eine Wand für die Taille, eine Wand für das Becken, eine Wand für die Beine.

Es ist wahrscheinlich, daß sich die zu findende Ursache in Beziehung setzen läßt zum Ort der größten Fettansammlung: wenn ein Kranker über einen bestimmten Schmerz klagt, befindet sich das erkrankte Organ gewöhnlich direkt unter der schmerzenden Stelle auf der Haut – im Liegen, wohlverstanden. Es gibt zwar weitreichende Schmerzausstrahlungen, aber diese begleiten gewöhnlich nur den Hauptschmerz. Man kann sich schwerlich eine Blinddarmentzündung vorstellen, bei der der Schmerz in ein Bein ausstrahlt und am Bauch überhaupt nicht vorhanden ist.

Meine Befragungen werden immer sorgfältiger, um Verbindungen mit dem herzustellen, was sich aus der Beobachtung ergibt. Wenn das Fett auf die Flanken beschränkt ist und die Taille wie einen Rettungsreifen umgibt, bestätigt der Klient stets seine körperliche Faulheit; hat er einen hervorstehenden Bauch, weist er Verdauungsstörungen auf; zum verfetteten Becken gehören die hormonellen Störungen und zu den dicken Beinen Zirkulationsstörungen, deren Natur je nach der Färbung des Fettes verschieden ist.

So weit wären wir also, mein guter Meister! Wenn man sorgfältig anschaut und befragt, kann man etwas Solides erreichen. Die Methode hat nichts von der gelehrten Art der klassischen wissenschaftlichen Forschung, die ein gegebenes Phänomen studiert, seine Zusammenhänge analysiert und daraus ihre Konsequenzen zieht. Aber indem ich das Problem umgekehrt angepackt habe, scheine ich auch ans Ziel gekommen zu sein.

Hier die Gesetzmäßigkeit: *Die Fettleibigkeit verteilt sich auf dem Körper in Abhängigkeit von der oder den Ursachen, die sie hervorrufen.*

Wenn Ihr die Ursache der Fettleibigkeit erkennen wollt, betrachtet den Fettleibigen. Und wenn ihr eure Diagnose überprüfen wollt, befragt den Fettleibigen, sprecht mit ihm. «Wie denken Sie über Ihre Übergewichtigkeit? Mich interessiert nicht, was Sie heute sind. Das sehe ich. Mich interessiert der Moment, von dem an Sie zugenommen haben, das heißt, der Augenblick, in dem die Ursache Ihrer Übergewichtigkeit anfing, ihre Wirkung zu zeigen.»

Der Himmel wird heller. Jeder wühlt in seiner Erinnerung, manche erinnern sich leicht: «Ich war schlank, als ich geheiratet habe; während meiner ersten Schwangerschaft habe ich 30 Kilo zugenommen; anschließend habe ich nur 6 Kilo verloren und war nach einem Monat schon wieder schwanger. Ich habe noch einmal 10 Kilo zugenommen. Seitdem habe ich nicht mehr abgenommen.»

«Ich habe einen Autounfall gehabt; mein Mann, der den Wagen fuhr, ist tot; seitdem kann ich nicht mehr richtig gehen. In zwei Monaten habe ich 15 Kilo zugenommen.»

«Ich habe aufgehört zu rauchen, seitdem habe ich 10 Kilo zugenommen.»

Bei anderen muß man lange suchen, beharren, sei es, daß das Gedächtnis versagt, weil der Beginn schleichend war, sei es, daß der Kranke das Ereignis, durch das die Fettsucht hervorgerufen wurde, nicht damit in Verbindung bringen kann.

«Sehen Sie, Madame, nichts kommt ohne Grund! Sie sagten mir, daß Sie während Ihrer dritten Schwangerschaft 28 Kilo zugenommen haben, während Sie bei den beiden vorhergehenden auch nicht ein Gramm zugenommen haben. Abgesehen von Ihrer Übergewichtigkeit haben Sie keinerlei Regelstörungen, keine Krampfadern bekommen, Ihre Ernährung hat sich überhaupt nicht geändert. Sie haben keine übergewichtigen Vorfahren. Was war los?»

«Die Kleine war schwierig großzuziehen.»

«Aber es geht ihr jetzt besser. Demnach müßten auch Sie Ihr Gleichgewicht jetzt wiederfinden.»

«Ich habe Sorgen gehabt.»

«Welche?»

Schweigen. Der Kampf ist hart. Man muß es wissen. Ich beharre: «Verstehen Sie mich! Ich kann Sie nicht behandeln und Ihnen helfen, wenn ich nicht weiß, warum Sie urplötzlich zugenommen haben.»

Die Klientin bricht in Tränen aus: «Das Kind war nicht von meinem Mann. Niemand weiß es außer mir. Schwören Sie mir, daß niemand es jemals erfahren wird.»

Dazu braucht es natürlich keinen Schwur.

Die ständigen Befragungen über die Umstände, die mit der Entstehung der Fettleibigkeit einhergingen, über die Zeiträume, in denen sie sich entwickelt, verschlimmert und schließlich voll ausgebildet hat, führen mich dazu, eine zweite Regel aufzustellen: *Die Fettleibigkeit entsteht und entwickelt sich in Abhängigkeit von der oder den Ursachen, die sie hervorrufen.*

Das scheint eine echte Binsenweisheit zu sein.

In der Medizin gibt es kein zufälliges Nebeneinanderher, es gibt Ursachen und Wirkungen; die zuerst nur vermutete Regel wird zur Sicherheit; mit meinen beiden Regeln über die Verteilung des Fettes auf dem Körper und über die Entwicklung der Fettleibigkeit in Abhängigkeit von den Ursachen, dringe ich von nun an auf zwei Beinen in die Welt der Übergewichtigkeit ein.

Und ich gehe nicht mehr allein. Ärzte sind gekommen, die mit mir arbeiten, andere haben indirekt meine Anschauungen übernommen.

Georges Vidal war der erste, der 1968 kam, um mir zu helfen. Man hat ohne Zweifel immer eine Vorliebe für seinen ältesten Sohn: indem er seine Klientel als Allgemeinmediziner verließ, die ihn verehrte, ist er mit mir auf die Galeere gestiegen, als die Wellen hoch gingen. Seine Begeisterung, seine Anständigkeit allen gegenüber, seine Leidenschaft für die wirkliche Medizin haben mir geholfen, die Stürme der üblen Nachrede, der Beleidigungen und Verleumdungen zu überstehen. Sehr bald hat sich die Mannschaft trotz der Stürme vervollständigt.

Was ich jetzt sagen werde, habt Ihr alle kontrolliert und nachgeprüft. Ich behaupte es nicht mehr allein. Ich bin sicher, recht zu haben, mehr als je zuvor. Ihr stimmt mit mir überein: unser Ziel ist es nicht, eine kleine Sekte mit einem großen Meister und einigen Schülern zu bilden. Unser Ziel ist es, unsere Untersuchungen wiederaufzunehmen, zu überprüfen und weiterzutreiben bis zu einer endgültigen Lösung. Darüber hinaus wollen wir allen Ärzten, die es wünschen, die Möglichkeit geben, das Problem der Fettleibigkeit anders zu betrachten und zu behandeln.

Es ist notwendig hinzuzufügen, um auf einen gewichtigen Einwand zu antworten, daß wir alle, so verschieden unsere Persönlichkeiten auch sein mögen, zu guten Ergebnissen gekommen sind.

Allen denen, die es wünschen, unsere Beobachtungen zu nutzen, kann man versichern, daß sie zu gleichlautenden Resultaten kommen werden. Die Methode zählt, nicht der Praktiker.

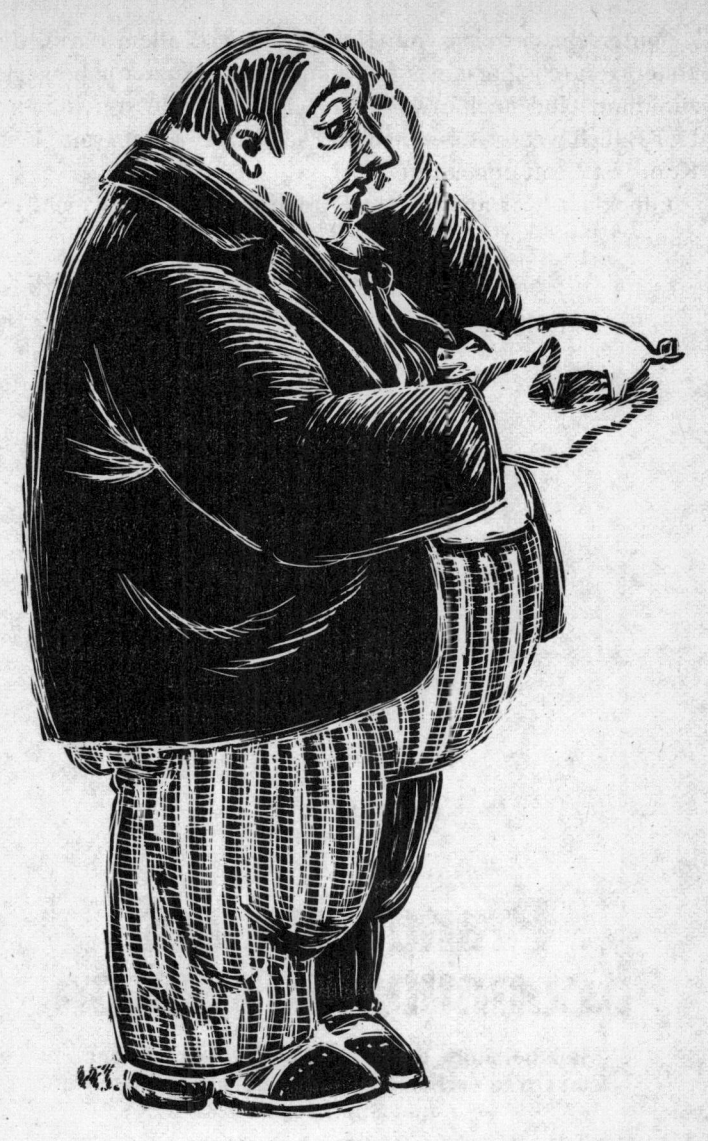

Der Bauchumfang …

... unterscheidet sich vom Kontostand vor allem darin, daß ersterer durch sparsames Leben abnimmt, letzterer hingegen zunimmt. Und noch etwas unterscheidet beide voneinander: Der Bauch wächst so schnell und schwindet so langsam; beim Konto ist es oft ungekehrt.

Glücklich, wer mit seinem Pfunde wuchert, aber nicht mit seinen Kilos.

3
Die familiäre Fettsucht

Jetzt, wo ich abgenommen habe, ist es höchste Zeit, zu versuchen zu verstehen, warum ich dick geworden war, warum ich auf einmal, seit meiner Heirat, aufgehört hatte, auf die richtige Weise das zu verbrennen, was ich aß. Das Wiedersehen mit Marcel hatte, wie man sich erinnern wird, meine Theorie von der Verbürgerlichungsfettsucht zunichte gemacht. Marcel hat für den Wechsel seiner Lebensweise den üblichen Tarif, plus 5 Kilo, bezahlt. Ich aber, mit meinen plus 30 Kilo, habe einen Wucherpreis zahlen müssen. Meine 25 Kilo können weder der Vernachlässigung allen Sports noch einer reicheren Ernährung zugeschrieben werden; um so mehr, als besseres Essen, was die Qualität und den Preis angeht, eher einer Verminderung ihres kalorischen Wertes entspricht. Das Steak mit Fritten enthält weniger Kalorien als die dicken Bohnen mit Wurst des Studenten-Restaurants.

Wir müssen anderswo suchen.

Ich wende die goldenen Regeln auf mich an: *Die Fettleibigkeit verteilt sich auf dem Körper in Abhängigkeit von der Ursache, die sie hervorruft.*

Wie sah ich damals eigentlich aus?

Ich hatte eine generalisierte Fettleibigkeit, aber an gewissen wohlumschriebenen Punkten war das schwammige Fett wesentlich dichter. Ich muß eine Zeichnung machen mit meinem Umriß aus jener schlimmen Zeit, der Zeit der Verfettung.

Die Familie eilt mir zu Hilfe und stürzt sich auf die Fotoalben. Nichts zu finden. Meine Schamhaftigkeit des seiner Verunstaltung bewußten Fettleibigen verbot jede Aufnahme.

Ich schimpfe darauf, daß ich im April 1957 Aufzeichnungen gemacht habe, die ich damals zwar für zuverlässig hielt, die heute aber nicht ausreichen. Nur mein Gewicht ist festgehalten. Allerdings war zu jener Zeit das Ziel, 30 Kilo zu verlieren, hoch wie der Himalaja! Die Verteilung des Fettes beschäftigte mich damals noch nicht, und ich konnte mir damals nicht vorstellen, daß ich eines Tages den Ehrgeiz haben würde, ein gezieltes Abmagern zu erreichen.

An diesem Punkt meines Ärgers über mich selbst war ich also angekommen, als eines Tages ein Patient ins Sprechzimmer tritt. Auf den ersten Blick wußte ich, da kam ich selbst herein, so hatte ich vor 10 Jahren ausgesehen. Sicher ist dieser Mann kleiner, aber unter der Kleidung errate ich den gleichen Panzer. Während er sich entkleidet, erinnere ich mich plötzlich an den berühmten schwarzen Anzug, der enger gemacht wurde: Brust 20 cm, Taille 24 cm, Hüfte 32 cm. Ich schnappe mir das Bandmaß und messe mich: Brust 104, Taille 94, Becken 99. So, jetzt schnell addieren: 104 + 20: Brust 124, Taille 118, Hüfte 131. Der Klient ist inzwischen bis auf die Unterhose entkleidet: Größe 1,76 m, Gewicht 106 Kilo. Maße: 124 – 114 – 134; die gleichen Maße oder doch fast! Ich betrachte ihn verblüfft: das kann nicht sein, daß ich so ausgesehen habe. Und doch! Na, los, ich bin nicht da, um nachträglich Trübsal zu blasen. Geben wir eine genaue Beschreibung dieses Körpers: Es ist der Körper all meiner Brüder, die den gleichen Typ von Fettsucht haben: das Becken ist deutlich größer als der Brustkorb, die Brüste treten fast feminin hervor – ich erinnere mich, daß Monique mir bisweilen sagte: «Wenn du so weitermachst, kaufe ich dir Büstenhalter.» Die Disharmonie des Körpers, die noch durch zwei Polster, was sage ich, zwei Kissen!, hinter der Hüfte oberhalb des Gesäßes verschlimmert wird, wird jedoch anderseits durch die relative Schlankheit der Taille gemildert.

Ich befrage ihn. (2. Regel: *Die Fettsucht entsteht und entwickelt sich in Abhängigkeit von der Ursache.*) «Wann haben Sie angefangen zuzunehmen?»

«Direkt nach meiner Heirat. Beim Militärdienst wog ich 72 Kilo. Allerdings habe ich damals viel Sport getrieben. Nach meiner Entlassung habe ich geheiratet und meinen Beruf als Vertreter begonnen: Auto, Restaurants, geregelte Lebensweise. In drei Jahren habe ich 25 Kilo zugenommen. Schritt für Schritt ist es dann weitergegangen, bis ich 108 Kilo wog. Seit fünf bis sechs Jahren habe ich mich dort stabilisiert» – er ist fünfunddreißig Jahre alt. «Wenn ich eine Diätkur mache, verliere ich 5–6 Kilo, die ich sofort wieder zunehme, sobald ich aufhöre.»

Der glaubt also auch daran. Alle glauben daran, und doch ist es falsch. «Aber wenn es die mangelnde Bewegung wäre, dann wären alle Vertreter enorm dick. Sie haben sicher Kollegen, die schlank sind, wenn ich mich nicht irre.»

«Und ob! Und die viel mehr essen als ich. Seit fünf Jahren, seit meinem ersten Gichtanfall, esse ich pro Mahlzeit nur ein Stück Brot, trinke ein Viertel Wein. Und trotzdem nehme ich nicht ab. Niemals Soße oder fast nie. Allerdings sind in meiner Familie alle dick und haben Gicht.»

Forschen wir da mal genauer nach. «Sie sagen alle. Es gibt doch sicher auch schlanke Vorfahren?»

«Von meinem Vater her, ja. Aber von der Seite meiner Mutter her niemand. Und mein Großvater väterlicherseits war wie ich, dick und von der Gicht verunstaltet. Mein Bruder übrigens auch.»

«Wie alt ist er?»

«Drei Jahre jünger.»

«Wieviel wiegt er?»

«Ungefähr so viel wie ich.»

«Und er hat auch nach seiner Heirat zugenommen, so wie Sie?»

«Nein! Er hat mit 10 Jahren irgend etwas mit den Hoden gehabt, was, weiß ich nicht genau, und durch die Behandlung ist er dick geworden. Er wog mit 20 Jahren schon ungefähr 95 Kilo und ist ein wenig kleiner als ich. Er wurde vom Militärdienst freigestellt!»

«Haben Sie noch andere Brüder oder Schwestern?»

«Eine Schwester, vierzig Jahre alt, mit drei Kindern. Aber sie ist schlank; sie hat Glück, sie ähnelt der Mutter meines Vaters, die ebenfalls schlank war.»

Das ist etwas, was mich eigenartig an das Fotoalbum meiner Familie erinnert. Von der Seite meiner Mutter her eine ganze

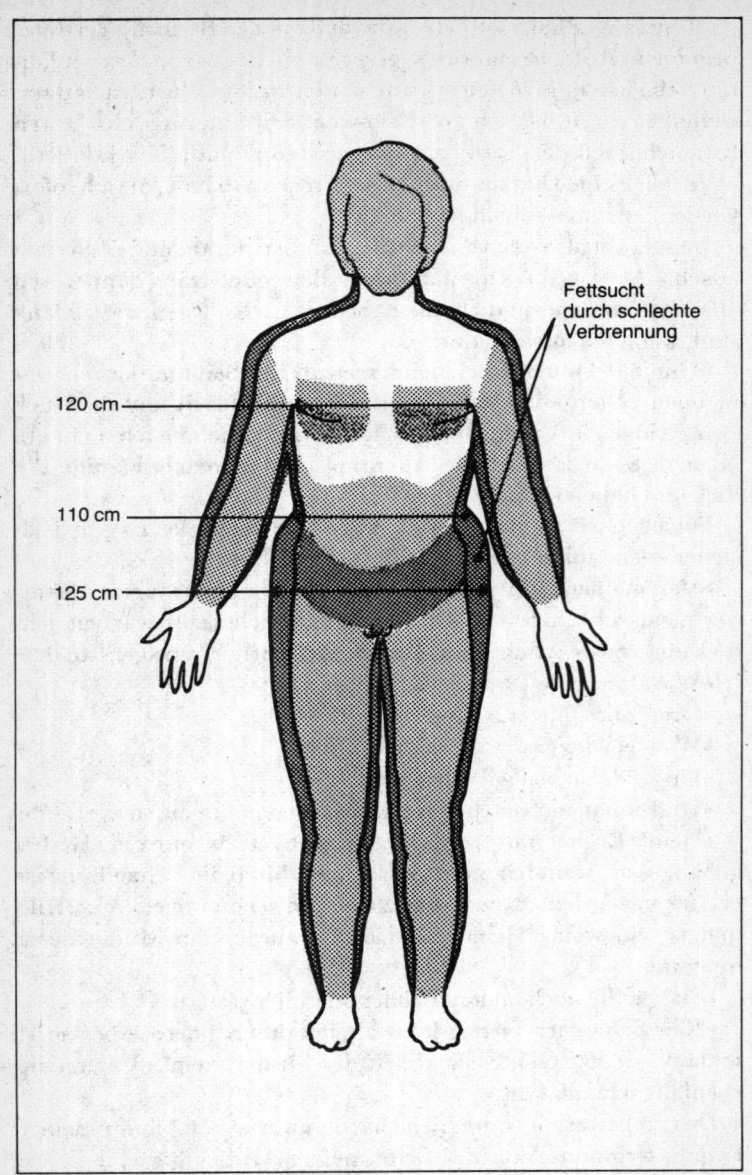

Fettsucht durch schlechte Verbrennung

120 cm

110 cm

125 cm

Dynastie von Dicken, von der Seite meines Vaters her Dürre. Und mein Bruder «steht gut im Fleische», wie man so sagt.

Machen wir weiter: «Außer Ihrem Übergewicht und der Gicht, gibt es da noch etwas? Haben Sie besondere Krankheiten?»

«Nichts. Es geht mir gut bis auf die Tatsache, daß ich fast nicht mehr gehen kann.»

Die gleiche Figur, die gleiche Geschichte. Auch er hat den Ofenzug zugemacht, als er seine Lebensweise änderte. Und auch er stammt von einer Dynastie von Dicken ab. Es scheint klar. Die Untersuchung ergibt nichts Unnormales. Ich schreibe: «Erbliche Fettsucht», und gebe ihm meine Anweisungen: Ernährung 2000 Kalorien, auf drei Mahlzeiten verteilt, Wanderungen oder andere körperliche Übungen, langsam in der Dosierung gesteigerte Einnahme eines verbrennungsfördernden Medikamentes, bis er eine Abnahme von 70–80 Gramm pro Tag erreicht. Kein Problem. Er wird abnehmen wie ich – und er hat abgenommen.

Am gleichen Abend hole ich aus der Kartei alle Karten von Männern heraus, deren Körperschema dem seinen zu ähneln scheint. Sie sind zahlreich und stellen etwa 30 % aller Fälle dar. In neun von zehn Fällen finde ich den erblichen Faktor wieder und fast immer die gleiche Vererbungsreihe: Großvater mütterlicherseits dick, Mutter dick, Sohn dick. Also kann ich mit Fug und Recht diese Art von Fettsucht als «erblich» bezeichnen.

«Nein», sagt mir einer meiner Vettern – ich habe viele –, der Biologe ist. «Man hat noch nie ein Gen gefunden, das für die Fettsucht verantwortlich wäre. Also ist sie nicht erblich.»

«Ich kann nicht glauben, daß sie nicht erblich sein soll, wenn ich in allen Fällen in der Vorgeschichte der Leute Ahnen finde, die den gleichen Typ von Fettsüchtigen vorstellen. Du wirst mich nicht davon überzeugen können, daß nur schlechte Ernährungsgewohnheiten in den Familien die Ursachen sind. Um so mehr, als die meisten nicht von Jugend auf dick sind, und nur im Zusammenhang mit ganz bestimmten Umständen dick werden, und noch dazu immer denselben. Alles sieht so aus, als ob diese Leute mit einer labilen Verbrennung geboren würden, die sich nur sehr viel später äußert.»

«Das ist möglich, ich weiß es nicht. Du hast das festgestellt. Ich

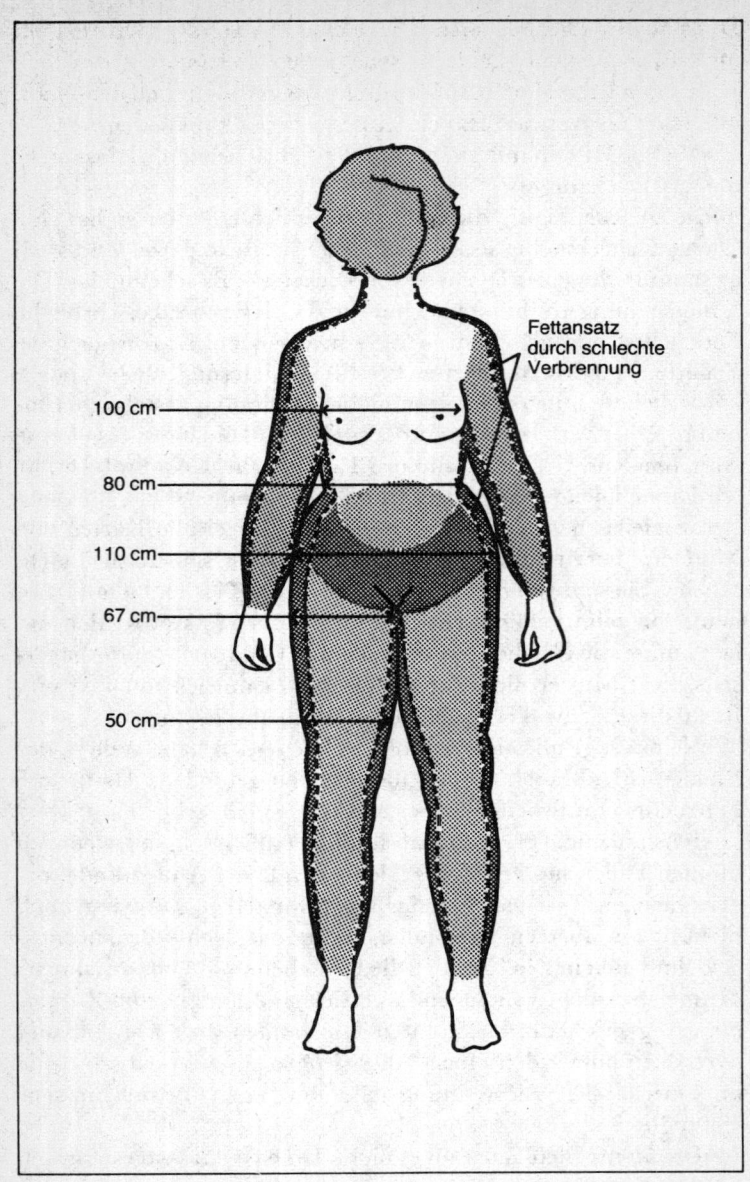

Fettansatz
durch schlechte
Verbrennung

100 cm

80 cm

110 cm

67 cm

50 cm

sage dir aber: Nenne diese Art von Fettsucht nicht «erblich».
Andernfalls wirst du was von den Genetikern zu hören kriegen.»

«Gut. Nennen wir sie ‹konstitutionelle, familiäre Fettsucht›. Ist
dir das recht?»

Wenn man es recht überlegt, dann kann familiär alles mögliche
heißen und verhindert fruchtlose Debatten, und konstitutionell
entspricht dem «Bei mir schlägt alles an», über das die Klienten so
betrübt sind; ein Übermaß an «Verwertung», das von einem
Fabrikationsfehler kommt und nicht von etwas Erworbenem.

Ich untersuche die Umstände, die das Auftauchen des familiären Fehlers auslösen, den Augenblick, an dem sich der Ofenzug
schließt. Die Liste ist ziemlich kurz.

Bei jedem zweiten Mann handelt es sich wie bei mir um eine
Änderung der Lebensweise, ausgelöst durch Heirat oder den
Beginn des Berufslebens. Bei den anderen hat die Geschichte
entweder nach einer Krankheit in der frühen Kindheit angefangen oder nach einem emotionalen Schock. Aber gleichviel, wann
die Regelungsstörung eintritt, das Ergebnis ist immer das gleiche: eine rapide Gewichtszunahme ohne veränderte Ernährung,
ein charakteristischer Fettansatz, der an den Hüften und am
Rücken, am stärksten ausgeprägt ist. In solchem Fall führt jede
kalorienarme Diät zum Mißerfolg, während ich mit meiner Therapie durchweg gute Ergebnisse erziele. Ich habe Erfolg, weil
ich die einzige *Ursache* behandele, die diesem speziellen Fall zugrunde liegt, die ungenügende Verbrennung. Leider tritt sie selten alleine auf.

Beschränken wir uns nicht nur auf die Männer; bei den Frauen
muß es etwas Entsprechendes geben. Von neuem wühle ich in der
Kartei und ziehe eine noch größere Anzahl von Karten mit der
typischen Silhouette heraus: der Brustumfang kaum vergrößert,
das Becken dagegen viel breiter, verdickte Arme und Beine, relative Harmonie der Proportionen und immer wieder die Massen
zellulitischen Fettes am unteren Ende des Rückens. Unter ihnen
ist auch Madame Martin, Sie erinnern sich: Größe 1,63 m – 80
Kilo, Brust 105 cm, Taille 85, Becken 115. Sehen wir uns jetzt
einmal die Umstände an, die bei allen diesen Frauen den Aus-
bruch bedingen: es ist immer das gleiche Maß an Erblichkeit

vorhanden, immer wieder derselbe Hauptweg – Großmutter väterlicherseits, Vater, Tochter. In zwei Fällen von dreien, wenn ich frage: «Wem ähneln Sie am meisten in Ihrer Familie?», heißt die Antwort: «Meiner Großmutter väterlicherseits, leider!»

Der Militärdienst kann natürlich nicht verantwortlich gemacht werden. Aber in mehr als jedem zweiten Fall fiel die Gewichtszunahme mit der ersten Schwangerschaft zusammen: «Wieviel haben Sie bei Ihrer Heirat gewogen?»

«52 Kilo bei 1,60 m. Ich hatte eine gute Figur.»

«Wann sind Sie schwanger geworden!»

«Nach acht Monaten.»

Für die Soziologen sei bemerkt, daß entgegen dem, was man annehmen könnte, bei normal fruchtbaren Ehepaaren, gleichviel aus welcher Generation sie auch stammen, sogar aus der Pillengeneration, die erste Schwangerschaft fast immer im ersten Ehejahr eintritt.

«Hatten Sie während Ihrer Ehe zugenommen?»

«Nein.»

«Wieviel haben Sie während der Schwangerschaft zugenommen?»

«25 Kilo. Nach der Entbindung wog ich 69 Kilo. Und dort bin ich dann stehengeblieben.»

Und immer wieder die Hauptfrage: «Als junges Mädchen, mit 52 Kilo, haben Sie da weniger gegessen als heute, wo Sie 69 Kilo wiegen?»

Und immer die gleiche sinnverwirrende Antwort: «Als junges Mädchen konnte ich alles essen und nahm nicht zu, und jetzt muß ich dauernd aufpassen, um nicht noch mehr zuzunehmen, und wenn ich abnehmen will, dann darf ich praktisch überhaupt nichts mehr essen.»

«Gut, dann erklären Sie mir doch mal, wieso Sie mit Hilfe der Ernährung etwas in Ordnung bringen wollen, was durch die Ernährung gar nicht verursacht worden ist?»

Und ich erkläre: «Springt Ihnen das denn nicht in die Augen? Seit Ihrer Schwangerschaft haben Sie sich verändert, Sie haben sich verändert, was die Verwertung Ihrer Nahrung angeht, und das ist es, was korrigiert werden muß; es handelt sich darum, Sie dazu zu bringen, wieder genau so gut zu verbrennen wie als junges Mädchen.»

«Ich mache aber Gymnastik.»

Sie also auch! Für sie wie für uns alle heißt verbrennen, daß man sich bewegt. Was ist das doch für ein Kampf! Ich werde alle Geduld aufbringen, die nur nötig ist, aber es wird mir gelingen. Und es gelingt mir um so leichter, als die Leute, die vor mir sitzen, merken, daß ich recht habe.

Oft kommt es vor, daß eine Mutter zu mir sagt:

«Ich bin ganz verzweifelt, mein Sohn – oder meine Tochter – ist schon auf dem gleichen Weg wie ich. Ich kann aufpassen soviel ich will, ihm das Brot verbieten, Bonbons, Kuchen, Hülsenfrüchte, nichts zu machen. Genau wie ich, sein Körper sieht schon genauso aus. Was soll ich nur tun?»

«Abwarten. Einerseits, weil viele Fälle von Fettsucht, die vor der Pubertät auftreten, sich wieder spontan zurückbilden, bei Mädchen mit dem Auftreten der ersten Regel und bei Jungen mit dem ersten Auftreten äußerer Zeichen der Geschlechtsreife; andererseits auch deshalb, weil die verordneten Medikamente das Drüsensystem beeinflussen könnten, und es scheint mir unsinnig, sie vor fünfzehn oder sechzehn Jahren zu verordnen, das heißt, vor einer ausreichenden Reifung der Drüsen. Ich habe zu oft Kinder gesehen, die für ihr Leben geschädigt waren durch eine zu frühzeitig angewendete Hormontherapie. Im übrigen warte ich selbst trotz der inständigen Bitten meiner Frau bei meiner eigenen Tochter, bis sie sechzehn Jahre alt ist, um sie zu behandeln.»

«Aber mein Kind hat Komplexe. In der Klasse machen sie sich über ihn lustig. Er fleht mich an, ihn zum Arzt zu bringen.»

«Beruhigen Sie ihn und gewöhnen Sie ihn an einfache Ernährung. Aber behandeln Sie ihn nicht zu früh. Sie riskieren sonst, seine Fettsucht durch eine unangebrachte Behandlung endgültig und nicht mehr beeinflußbar zu machen.»

Vor kurzem habe ich zwei Zwillingsschwestern gesehen, die ganz genau gleich aussahen: beide 83 Kilo, sechsundzwanzig Jahre alt, eine erbliche zirkulatorische Fettsucht, die sich in Gestalt und Körpermaßen auf den Zentimeter genau ähnlich waren. Das ist normal, werden Sie mir sagen! Sie sind aus dem gemeinsamen

Ei ihrer Mutter entstanden, die selbst eine Zirkulatorische Fettsucht hat – denn wenn die erbliche Fettsucht von Zirkulationsstörungen begleitet wird, dann vererbt sie sich meistens direkt von der Mutter zur Tochter.

Das Interessanteste an diesem doppelten Ereignis ist aber, daß die Geschichte der Entwicklung dieser beiden Fälle von Fettsucht, die zum Zeitpunkt der Untersuchung haargenau gleich erschienen, vollkommen verschieden verlaufen war. Die eine der Schwestern wurde mit neun Jahren nach einer Mandeloperation ganz plötzlich fettsüchtig; das Erscheinen der Regel, obgleich sie genau zum gleichen Zeitpunkt wie bei ihrer Schwester auftrat, hat nichts daran geändert. Sie heiratet mit 20 Jahren. Am Tag ihrer Hochzeit (ich habe das Foto gesehen) wiegt sie 75 Kilo, während ihre Schwester nicht mehr als 56 hat. Nach der Heirat keine Kinder. Sorgen, finanzielle Schwierigkeiten: mit sechsundzwanzig wiegt sie 83 Kilo. Ihre Schwester heiratet mit 22 Jahren: ohne Probleme bleibt sie bei 56 Kilo. Ein Jahr später wird sie schwanger, gebiert einen Jungen. Während der Schwangerschaft hat sie 20 Kilo zugenommen, hat nicht die Zeit, zu versuchen abzumagern, als sie schon wieder schwanger wird. Vierundzwanzig Jahre, 80 Kilo. Sechsundzwanzig Jahre, 83 Kilo. Und daß man mir nicht mit der Ernährungsweise komme: die eine lebt in einem Arbeitermilieu, die andere im bürgerlichen Milieu, wo die Ernährungsgewohnheiten vollkommen verschieden sind. Die eine arbeitet, die andere bleibt zu Hause, um ihre Kinder aufzuziehen. Ich will noch hinzufügen, daß sie anschließend auf genau die gleiche Weise abnehmen.

Und da will man, daß ich mich nicht auf Erblichkeit berufe! Ich will ja nicht unbedingt immer widersprechen: aber immerhin . . .

4
Unorthodoxe Behauptungen
über das Dicksein

In diesem Zusammenhang sehe ich es ebensowenig ein, warum es mir nicht erlaubt sein sollte, den erblichen Faktor der prädiabetischen und diabetischen Fettsucht zu erwähnen, von der ich jetzt sprechen will.

Unter den Karteikarten «familiär konstitutionell» habe ich einen Stapel ausgesondert mit all denjenigen, die die klassische Silhouette aufwiesen und zusätzlich einen rund hervorspringenden Bauch hatten; ich habe sie in meiner ersten Beschreibung nicht erwähnt, weil ich annahm, daß es sich in den meisten Fällen um die familiäre Fettsucht handelte, wie ich sie beschrieben habe. Allerdings noch gravierender durch Störungen der Verdauung, welche ich später zusammen mit anderen verschlimmernden Faktoren abhandeln will, als da sind: nervöse Störungen, Zirkulationsstörungen und Störungen der Regel. Nun findet man, wenn man diese Fälle näher untersucht, daß in einem guten Viertel der Fälle die Verdauungsstörungen – die nicht sekundär aufgetreten sind – zum Familienschicksal gehören, das dann später zum Auftreten eines Diabetes führt, ohne daß irgend etwas anderes dies hätte vorhersehen lassen.

Machen wir die Sache etwas anschaulicher.

Herr B. ist zweiundvierzig Jahre alt. Er ist 1,78 cm groß und wiegt 112 Kilo. Vater und Mutter sind dick. Die Mutter ist Diabetikerin ebenso wie zwei Onkel mütterlicherseits. Zur Zeit seines Militärdienstes wog Herr B. 72 Kilo, er war etwas mollig, ohne sehr dick zu sein. Dann das klassische Schema: Heirat; plötzlicher Anstieg auf 82 Kilo. Bis dahin nichts Außergewöhnliches. Aber im

Gegensatz zu anderen konstitutionell Fettsüchtigen hat Herr B. Verdauungsstörungen: Nach den Mahlzeiten fühlt er sich schwer, schläfrig, gebläht.

«Was vertragen Sie am schlechtesten?»

«Stärkehaltige Nahrungsmittel, dicke Bohnen, Linsen, Erbsen.»

«Seit wann?»

«Schon immer. Ich erinnere mich nicht, jemals eine gute Verdauung gehabt zu haben. Aber es ist langsam schlimmer geworden. Seit einiger Zeit hatte ich außerdem dauernd Durst, Pickel auf den Schenkeln, die nicht abheilten. Ich bin zu meinem Arzt gegangen: 220 mg Blutzucker.»

Bei 100 Kilo angekommen, hat Herr B. nicht aufgehört, zuzunehmen. «Seit 15 Jahren wird mein Bauch immer dicker.»

Tatsächlich, in der Unterhose sieht er aus wie ein Buddha, mit seinen großen Brüsten, seinen Fetthügeln über dem Gesäß und dem herabhängenden Bauch. Messen wir einmal: Brust 125, Becken 130 wie ich, aber doch fast, zur Zeit meines besten Gedeihens, aber eine Taille von 120, das heißt, viel mehr Bauch. Und eine Gewichtszunahme, die weit über der der gewöhnlichen konstitutionell Fettsüchtigen liegt: 30 bis 40 Kilo anstatt 20 bis 30, das Gewicht der Dickbäuchigkeit.

Die Karten aller prädiabetischen oder diabetischen Fettsüchtigen zeigen die gleiche Charakteristik, ein außergewöhnlich hohes Gewicht, das nicht durch die Ernährung erklärt werden kann, den gleichen Typ von konstitutioneller Silhouette plus gewichtigem Bauch, Diabetiker in der direkten Vorfahrenreihe.

Madame C. kommt in mein Sprechzimmer – sechsunddreißig Jahre alt, 87 Kilo, die Diagnose springt in die Augen: «Wer in Ihrer Familie ist Diabetiker?»

«Meine Mutter und die Brüder meiner Mutter.»

Sie ist von meiner Frage vollkommen überrascht, denn die Konsultation hat kaum angefangen. Sie verteidigt sich: «Aber ich bin es nicht. Alle Untersuchungen sind negativ. Vor sechs Monaten hat der Werksarzt mich aufgefordert, einen Blut-

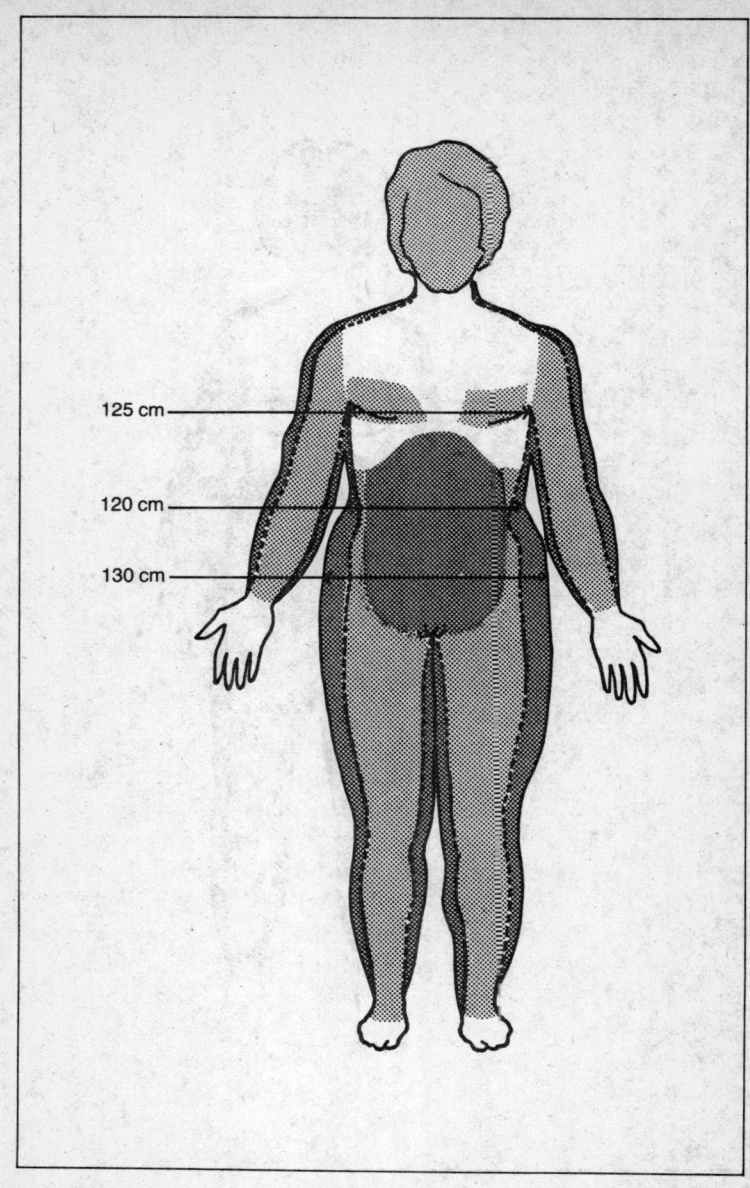

125 cm

120 cm

130 cm

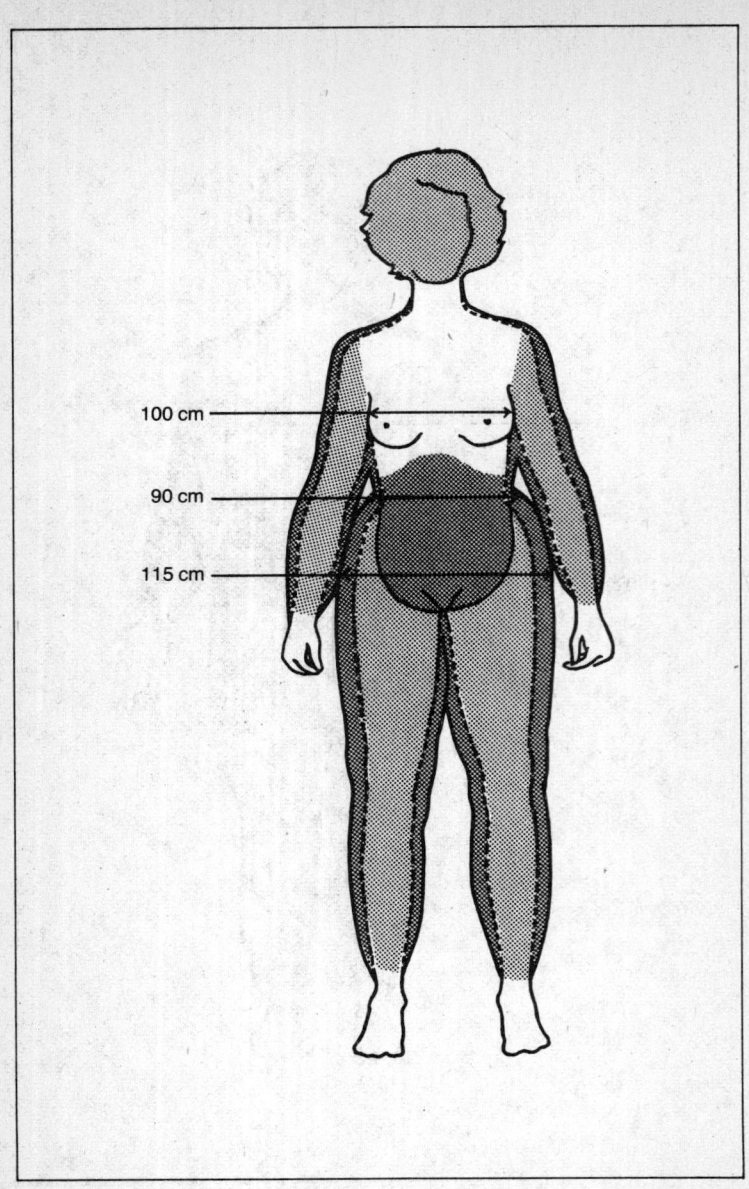

100 cm

90 cm

115 cm

zuckerbelastungstest machen zu lassen; man hat nichts gefunden.»

«Haben Sie Verdauungsstörungen? Haben Sie nach den Mahlzeiten Blähungen?»

«Ja.»

«Wann haben Sie angefangen zuzunehmen?»

«Nach meiner ersten Schwangerschaft.»

«Dann werden Sie einen Diabetes bekommen, wenn Sie sich nicht behandeln lassen.»

Die Debatte ist eröffnet. Ein Toulouser Rheumatologe gebraucht die originelle Formulierung: «Die Gichtkranken haben Gicht, weil sie gichtig sind.» Ich übertrage und sage: «Die Diabetiker haben einen Diabetes, weil sie diabetisch sind.» Man verstehe darunter, daß sie mit einer Veranlagung geboren werden, eines Tages, später, erhöhten Blutzucker zu haben. Und ich versichere: Lange bevor das Labor die Vorzeichen eines baldigen Diabetes entdecken könnte, lassen die diabetischen Vorfahren, die Form des Körpers und die Art der Entwicklung der Fettsüchtigkeit schon mit Sicherheit einen zukünftigen, vielleicht noch in ferner Zukunft liegenden Diabetes erkennen.

Hier handelt es sich nicht um eine überflüssige Anmerkung. Ihre Konsequenzen sind beträchtlich: die Diät, die der Arzt Herrn B. verschrieben hat, die glukosesenkenden Medikamente werden ihn nicht heilen; sie verhindern eine Verschlimmerung, weitere Komplikationen. Die Behandlung des Diabetes durch eine selektive Diät, bei gleichzeitiger Verbesserung der ungenügenden Verbrennung, die man bei allen diabetischen Fettsüchtigen findet, bessert den Diabetes. Ich habe lange gezögert, die vorhergehenden Zeilen niederzuschreiben, so sehr bin ich mir des Unorthodoxen meiner Behauptung bewußt. Wir haben aber ihren Wahrheitsgehalt jetzt genügend überprüft, so daß ich es endlich wage, sie vorzustellen.

Was Madame C. betrifft, so glaube ich, daß die Behandlung ihrer Fettsucht mit dieser Methode, lange bevor das Labor Alarm schlägt, ihr dieses düstere Schicksal ersparen wird. Ich sage «ich glaube», weil mir noch der zeitliche Abstand fehlt, aber in meinem

Denken kommt dieses «ich glaube» einer absoluten Gewißheit gleich.

Vorsorgen ist besser als heilen, vor allem wenn man noch nicht heilen kann und unsere Beobachtung es erlaubt, sehr früh vorzusorgen.

5
Wie man durch Hungerkuren zum Trauerkloß wird

Diejenigen unter meinen Lesern, die auf Zahlen achten, werden sich erinnern, daß ich beim Studieren der Karteikarten mit der Bezeichnung «familiär, konstitutionell» angemerkt hatte, daß man in neun von zehn solchen Fällen bei den Eltern eine Fettsucht fand. Nun kommt es aber vor, daß Klienten mit einer typischen konstitutionellen Fettsucht in keiner Weise ihre Erbeigenschaften bezichtigen können. Das geschieht in ungefähr einem von zehn Fällen.

Fräulein B. kommt mit ihrer Mutter zu mir. Einundzwanzig Jahre, hinreißend. Leider 63 Kilo; übermäßig viel für 1,63 m. Körper vom Typ der «familiären, konstitutionellen», Pakete über der Hüfte. Die Mutter ist schlank. Ich frage: «Wie ist der Vater?»

«Schlank. Überhaupt ist niemand in der ganzen Familie dick, und ich habe mit 18 Jahren 54 Kilo gewogen.»

«Was ist passiert?»

«Ich fand, ich sei zu dick. Ich habe Diät gehalten und Diuretika genommen. Ich bin auf 48 Kilo heruntergekommen.»

«Sie ist so heruntergekommen, daß sie krank wurde», setzt die Mutter hinzu. «Sie mußte gepflegt werden und ihr Studium unterbrechen. Seitdem hört sie nicht mehr auf, zuzunehmen. Sogar wenn sie wenig ißt, nimmt sie zu. Und sie ißt sowieso wenig.»

Die Tochter: «Aber du weißt doch, Mama, daß es das Calcium gewesen ist, das man mir gegeben hat, als ich so geschwächt war, das mich hat zunehmen lassen.»

«Das Calcium hat einen breiten Buckel, ich werde Ihnen erklären, was passiert ist.»

In der Tat weiß ich es erst seit kurzem, bis dahin beschuldigte auch ich das Calcium. Es stimmt, daß es Medikamente gibt, die Fettansatz verursachen: das Cortison, bestimmte Geschlechtshormone; aber diese Fettpolster treten an ganz bestimmten Stellen auf, die jedem Arzt wohlbekannt sind.

Das Problem liegt nicht hier. Fräulein B. hat ihre Fettsucht durch eine unangebrachte und ungerechtfertigte Abmagerungskur selbst hervorgerufen. Mit all den anderen – es handelt sich gewöhnlich um Frauen – die, ohne es zu wissen, selbst für ihr Schicksal verantwortlich sind, gesellt sie sich zu dem konstitutionell-familiären Typ des Fettsüchtigen, bei dem die Vererbung keine Rolle spielt. Dieser Typ macht ungefähr zehn Prozent aller Fettsüchtigen aus.

Diese Fälle von Fettsucht wollen wir mit ihrem Einverständnis «konstitutionalisierte» Fettsucht nennen. Die davon Betroffenen ähneln zwar in ihrer Körperform haargenau dem konstitutionellen Typ, wobei ihre Krankheit jedoch mehr oder minder «künstlich» hervorgerufen worden ist.

Und jetzt wollen wir einmal sehen, wie. Man wird dann eher den Zorn verstehen, den ich auf Diätbehandlungen mit wenig Kalorien habe. Die immerhin doch wichtigen Argumente, die ich bisher dagegen vorgebracht habe – die Unmöglichkeit, ein ausgefülltes Leben bei 600 Kalorien täglich zu führen, Störung des nervösen Gleichgewichtes, Erkrankung der Haut und des Stützgewebes der Organe –, erscheinen mir geradezu lachhaft im Vergleich zu folgendem: die bedeutendsten Autoren sind sich darin einig, daß der Organismus, um sich gegen eine erhebliche Reduktion der Nahrung zu wehren, die für ihn einen Angriff darstellt, einen Mechanismus der Einschränkung des Verbrauchs ins Spiel bringt – damit ist nicht die Einschränkung der körperlichen Bewegung gemeint, sondern die Einschränkung des sogenannten Grund- oder Basalumsatzes. Es ist die Angleichung des Verbrauchs ans Angebot. Die angegebenen Zahlen schwanken je nach den Autoren zwischen 34 und 50 % des Ausgangswertes. Wenn zum Beispiel eine Person eine 1000-Kalorien-Diät hält, die normalerweise 2000 Kalorien täglich verbrannte, so verbrennt sie nach einem Monat als Folge des automatisch beginnenden Kampfes gegen diese Einschränkung nur noch 1000–1200 Kalorien. Das erklärt auch, warum nach anfänglichen guten Resultaten der Erfolg von Hungerdiäten immer weiter nachläßt, bis er ganz zum Erliegen kommt und damit eine neue Stufe der Restriktion erfordert. Aber die Geschichte ist damit noch nicht zu Ende. Wenn die Hungerkur eines Tages zwangsläufig einmal unterbrochen wird – weil es unerträglich geworden ist und weil der Nahrungsentzug und damit verbundene Mangel zu starke Störungen hervorruft –, dann steigt der Verbrauch nicht so schnell wieder an, und er steigt außerdem nie mehr auf die gleiche Höhe an wie zuvor. Das ist die Erklärung für die Zusatzprämie von 117 auf 119 Kilo nach meiner strengen Hungerkur! Anstatt auf 2000 Kalorien, wo sich mein täglicher Kalorienbedarf vor dem Versuch befand, stieg er nur mehr auf 1800–1900 Kalorien täglich wieder an. Das war also das einzige und negative Resultat des ganzen Abenteuers.

Man versteht, daß die unglücklichen Opfer der Nazideportation dank dieses Mechanismus überleben konnten: in Buchenwald, wo sie mit einer normalen Verbrennung von sagen wir 2500 Kalorien täglich ankamen, hatten sie zu ihrer Ernährung nur 700 Kalorien zur Verfügung – also ein Defizit von 1800 Kalorien, oder ein täglicher Gewichtsverlust von 200 Gramm – zur Erinnerung: 900 Kalorien = 100 Gramm Fett, 6 Kilo pro Monat, Tod nach längstens 6 Monaten. Indem sie die Anpassung des Verbrauchs an das Angebot ins Spiel brachten, verbrannten die Deportierten sehr bald nicht mehr als 1100 bis 1200 Kalorien täglich, vielleicht auch weniger. Dies erlaubte ihnen nur 400 bis 500 Kalorien täglich zu verlieren, das heißt 50 bis 60 Gramm Fett, und mit ihren Reserven hauszuhalten. Als die Überlebenden befreit wurden, wurde die langsame Wiederaufnahme einer normalen Ernährung nicht von einem gleichzeitigen Wiederanstieg des Verbrauchs begleitet und alle ehemaligen Deportierten haben stärker zugenommen als vor ihrer Internierung. Sprechen wir darum nicht mehr von Kuren à la Buchenwald.

Man kann sich im übrigen vorstellen, daß dieser Mechanismus in abgeschwächter Form für ganz Frankreich und für die anderen besetzten Länder galt, die den Beschränkungen durch das Naziregime unterworfen waren. Es ist wahrscheinlich, daß ein jeder damals durch diesen Mechanismus seinen Tagesbedarf leicht reduziert hat. Die fröhliche Rückkehr zu einer reichhaltigen Ernährung nach der Befreiung wäre somit nicht die einzige Ursache für die Bäuche der Nachkriegszeit.

Man versteht nun auch, wieso auf jede angebliche «niederkalorische Abmagerungskur» ein noch schlimmerer Rückfall folgt und warum Fräulein B. und so viele andere ihre Fettsucht selbst verursacht haben. Sie können erst davon geheilt werden, wenn ihr täglicher Kalorienbedarf auf seinen früheren Normalzustand zurückgebracht wird, den man niemals hätte unterbrechen dürfen.

Ich glaube festgestellt zu haben, daß der Mechanismus der Drosselung des Verbrauchs, der in Abhängigkeit von der Verminderung des Angebotes entsteht, bei einer Größenordnung von etwa 1600 Kalorien auftritt. Jede Reduzierung der Nahrungsmenge unterhalb dieser Größenordnung ist also nicht angebracht und auf die Dauer zum Mißerfolg verurteilt. Ich weiß, welchen Zorn meine Behauptung hervorrufen wird; meine Überzeugung wurde aber durch allzuviele konkrete Fälle untermauert, als daß ich hier nachgeben würde, und ich kann es jedem, der es wünscht, mit Hilfe von Tierversuchen demonstrieren. Tierversuche deshalb, weil ich völlig unzumutbar finde, jemanden darum zu bitten, sich einer Hungerkur zu unterziehen, nur um einmal mehr zu prüfen, was die von mir respektierten Koryphäen selbst festgestellt haben.

Man soll mich nicht mißverstehen und meinen, ich wolle hier allen Arten von diätetischer Lenkung und Ernährung den Prozeß machen. Ich glaube, daß wir in der Welt, in der wir leben, einer vergifteten Welt, alle unsere Möglichkeiten gebrauchen müssen und daß jeder genau wissen sollte, wie er sich zu ernähren, wie er sich eventuell mit Rücksicht auf seine Mängel und seine Bedürfnisse einzuschränken hat. Aber zu dem von Medizinern und solchen, die es sein wollen, organisierten Hungern nein, nein und nochmals nein.

Was mich angeht, so halte ich mich während der Behandlung an eine Ernährung von 1800 Kalorien für die Frauen und von 2000 für die Männer: das entspricht ungefähr der normalen Ernährung mit einer Scheibe Brot zu jeder Mahlzeit.

«Was verstehen Sie unter normal?»

«Sie wissen sehr gut, was ich meine. Jedermann hat heutzutage ausreichende diätetische Grundkenntnisse, um eine Vorstellung von dem ungefähren Wert der Nahrungsmittel zu haben. Wenn Sie morgens drei Stück Zucker in Ihren Kaffee tun, dann wissen Sie sehr wohl, daß das zwei zuviel sind. Wenn Sie mittags Kartoffeln oder Nudeln essen, dann wissen Sie gut, daß Sie zuviel essen, wenn Sie noch einmal nehmen, und daß es ein Fehler wäre, abends noch einmal welche zu essen. Jeder weiß, daß Schokolade mehr Kalorien enthält als Salat und daß es normal ist, von Zeit zu Zeit ein Bonbon oder ein Stück Torte zu essen, daß es aber unnormal ist, sechs Stück hintereinander zu essen. Man kann sehr wohl einen Aperitif nehmen, aber das darf nicht eine tägliche Gewohnheit werden. Sie sehen also, was ich ‹normal› nenne: alles, was weder in der einen noch in der anderen Richtung übertrieben ist.»

«Doktor, werde ich in einem Monat schlank sein?»

Es ist wieder Fräulein B., die spricht.

«Warum?»

«Weil ich an einem Wettbewerb teilnehme, um Hostess zu werden, und dann Körpermaße haben muß, von denen ich heute noch weit entfernt bin.»

«Nein, Sie werden in einem Monat noch nicht genügend abgenommen haben.»

«Kann man denn nicht ein bißchen schneller machen?»

«Hören Sie, Sie waren ein normales Mädchen. Durch irgendeine Kinderei haben Sie sich selbst aus der Bahn gebracht. Sehen Sie sich einmal an, wohin Sie damit gekommen sind. Meine Pflicht als Arzt ist es, Sie wieder ins Gleichgewicht zu bringen. Das heißt, Sie durch eine sanfte, vorsichtige und langsame Behandlung wieder auf Ihre 2500 Kalorien zurückzubringen, die Sie nie hätten verlassen dürfen. Mit einer Kost von 1800 Kalorien verlieren Sie jeden Tag 700 Kalorien, das sind 80 Gramm, also höchstens zweieinhalb Kilo pro Monat. Das heißt, wenn Sie von 63 Kilo ausgehen, brauchen Sie mindestens 4 Monate, um auf 54 Kilo zu kommen.

Was für alle gilt, die schlecht verbrennen, gilt genausogut für Sie, Wettbewerb oder nicht.»

«Und wenn ich weniger als 1800 Kalorien esse?»

Ich fühle, wie mich die Wut überkommt. «Dann heißt das, daß Sie idiotisch sind und nichts verstanden haben. Sie werden schneller abnehmen, mathematisch gesehen ist das richtig, aber Sie werden sofort einen Rückfall erleben, wenn Sie aufhören, und Ihre Haut wird das nicht aushalten, überlegen Sie mal, daß Sie rund 12 cm Beckenumfang zu verlieren haben und daß ein zu schnelles Abmagern Ihrer Haut die Möglichkeit nimmt, sich auf natürliche Weise zusammenzuziehen. Das passiert durch die Mangelerscheinungen, die jede übertriebene Einschränkung der Nahrung hervorruft – ich spreche nicht vom Mangel an Salzen, der bekannt ist und den Sie eventuell noch ausgleichen können, ich spreche vom Mangel all der Verbindungen und Elemente, die beim Aufbau des Körpers eine Rolle spielen, speziell Metalle wie Nickel, Zink und andere, die Sie nicht ersetzen können.»

«Dann geben Sie mir stärkere Medikamente.»

«Ich bin kein Brandstifter. Ihnen stärkere Medikamente zu geben, würde bedeuten, Sie stärker als normal verbrennen zu lassen; nicht nur Ihr Fett würde verschwinden, sondern auch Ihre Muskeln. Und sehr schnell würden sich Störungen einstellen, Schweißausbrüche, Zittern, Herzklopfen, eine Art ‹Kaminbrand›, der Sie schnell zwingen würde, die Behandlung einzustellen. Das Programm, das ich Ihnen vorschlage, ist das einzig vernünftige. Versuchen Sie also endlich, Vernunft anzunehmen.»

6
Der seelische Kummerspeck

Jeanne ist die Älteste von sechs Geschwistern, deren Alter nahe beieinander liegt. Sie ist dreizehn Jahre alt, als ihre Eltern beschließen, sie für zwei Monate nach England zu schicken, damit sie ihre Englischkenntnisse verbessern kann. Als der Beschluß gefaßt wurde, hat Jeanne nichts gesagt, nur abends in ihrem Zimmer hat sie lange geweint. Der Abschied verläuft ohne Besonderheiten, die gesamte Familie ist versammelt. Zum erstenmal verläßt ein Kind das Nest. Und sie ist wiederum versammelt, um Jeanne bei ihrer Rückkehr zwei Monate später in Empfang zu nehmen. Alle sind wie versteinert. Niemand erkennt die Reisende wieder! Man verabschiedete ein blondes junges und schlankes Mädchen, und zurück kommt ein Faß.

«Was war los? Du hast uns in deinen Briefen gar nichts geschrieben.»

«Nichts war los.»

Beim Arzt – Jeanne hat in zwei Monaten 15 Kilo zugenommen.

«Hast du viel gegessen?»

«Ich habe mich gelangweilt.»

«War die Regel normal?»

«Nein, ich habe überhaupt keine Regel gehabt.»

Es wird eine Diät verordnet und Zäpfchen, «damit auch die Regel wiederkommt». Die Regel kommt wieder, natürlich, aber das Gewicht verschwindet nicht, trotz strikter Überwachung der Ernährung. Jeanne hat auch in der Familie ihr Verhalten geändert, weniger fröhlich, weniger Chef der Bande, weniger gefühlvoll

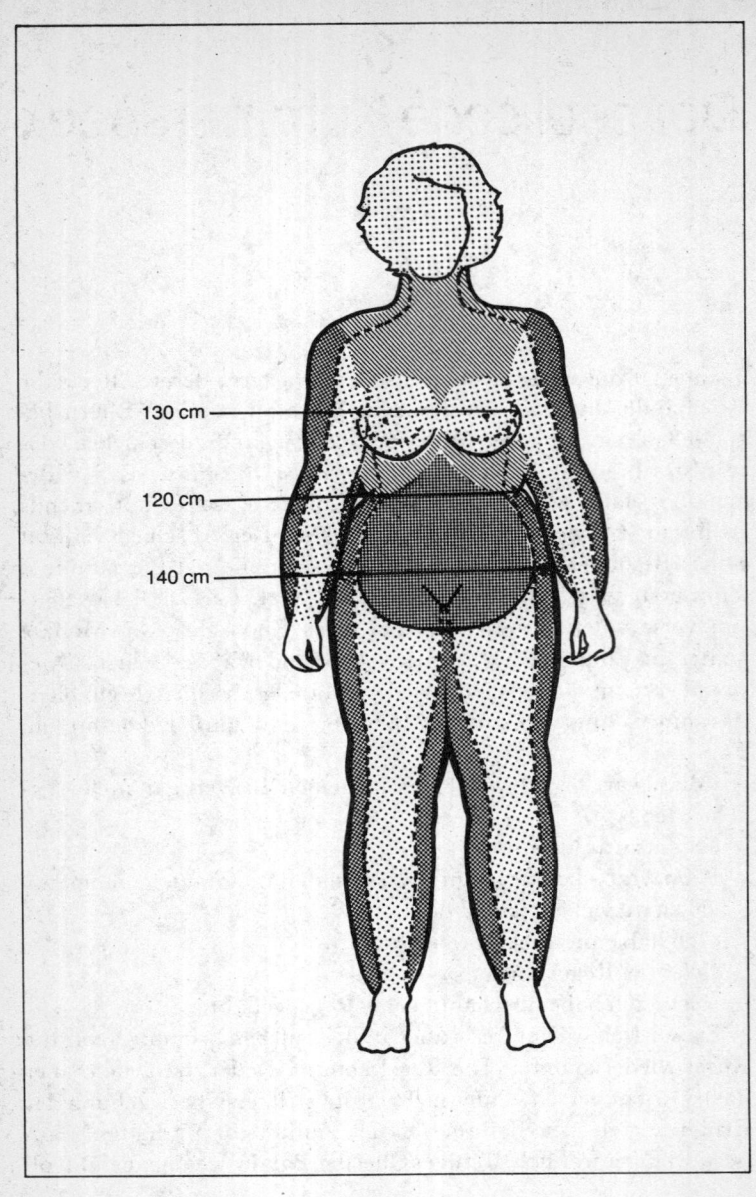

130 cm —

120 cm —

140 cm —

mit ihren Eltern, die über die Veränderung verzweifelt sind, ohne sie zu verstehen.

«Du solltest Sport treiben», sagt der Vater.

Die Augen von Jeanne leuchten auf: «Ich will Diskus werfen.»

Verblüffung! In diesem ein wenig sittenstrengen und altmodischen Milieu reitet man oder macht Florettfechten, aber man wirft nicht Diskus.

Jeanne beharrt, sie setzt sich durch und beginnt eine ernsthafte Arbeit der Muskelertüchtigung, aber natürlich, das Gewicht steigt weiter. Siebzehn Jahre, 80 Kilo. Jeanne geht an die Universität.

Die Selbstzerstörung war noch nicht groß genug. Jeanne fängt an zu trinken. Jeden Abend, oder doch fast jeden, kommt sie arrogant und betrunken nach Hause und schwankt vor ihren Brüdern und Schwestern herum. Am Ende ihrer Geduld angekommen und innerlich zerrissen, werfen ihre Eltern sie nach einer schrecklichen Szene, die man sich leicht ausmalen kann, schließlich aus dem Haus. Und jetzt kommt der totale Verfall: Asyle, Heime für Bedürftige, Schlafen unter den Brücken, wo Clochards sie mißbrauchen, ohne daß sie es auch nur bemerkt. Mit dreiundzwanzig Jahren ist sie ein Wrack von 17 Kilo geworden. Im Verlauf ihres Niederganges hat sie durch Zufall einen anderen Gestrandeten kennengelernt, einen Frankokanadier, der ebenfalls der Älteste von acht Geschwistern ist, gute Familie, ein wenig zugeknöpft. Er ist drogensüchtig; sie vereinen ihre Verzweiflung, eine seltsame Liebe verbindet sie, sie versuchen den Wiederaufstieg, indem einer dem anderen hilft. Für ihn ist es leider zu spät, er begeht Selbstmord. Jeanne sinkt nach seinem Tod noch tiefer. Und da geschieht das kaum glaubliche Wunder: eines Tages kommt sie nach Hause zurück. Nur mit Mühe erkennt man in der zerlumpten Landstreicherin die älteste Tochter. Sie sagt: «Ich kann nicht mehr. Helft mir.»

Jeanne sucht mich auf. Sie erzählt mir alles bis ins kleinste Detail, sie hat den brennenden Wunsch, wieder gesund zu werden. In Wirklichkeit ist sie schon gesund geworden, weil sie wieder normal werden will; es genügt, sie dabei zu unterstützen.

An diese Geschichte möchte ich eine zweite anschließen, die genau so schrecklich wahr ist.

Claire ist achtzehn Jahre alt. Sie hat gerade ihr Sekretärinnenexamen bestanden. Ihre Eltern haben einen Arbeitsplatz für sie gefunden, den sie unverzüglich antreten muß. Es ist Juli, und zum erstenmal in ihrem Leben geht Claire nicht mit ihren Eltern in die Ferien. Am ersten August kommen sie zurück.

«Mein Gott, was ist mit dir passiert?»

«Nichts, was ist los?»

«Aber du bist ja enorm dick geworden.»

Tränenausbruch. Claire fühlt es sehr wohl an ihren Kleidern, aber wenn man sich jeden Tag sieht, sieht man sich nicht. Sie schließt sich in ihr Zimmer ein, schließt die Läden, verhängt das Spiegelglas am Schrank, setzt eine dunkle Brille auf. Der Arzt wird zu Hilfe gerufen, schließlich der Facharzt: «Strenge Diät.»

Einen Monat später ist das Gewicht, das im Juli von 53 auf 68 Kilo gestiegen war, trotz strenger Diät auf 71 weitergestiegen.

Wutanfall des konsultierten Arztes. «Ihre Tochter ißt heimlich. Überwachen Sie sie, oder ich behandle nicht weiter.»

«Aber sie kann nicht heimlich essen; sie kommt gar nicht aus ihrem Zimmer heraus.»

«Sehen Sie zu, wie Sie zurechtkommen. Ich sage Ihnen, daß sie Sie hintergeht. Man kann nicht zunehmen, ohne zu essen.»

Man kann eben doch; wir werden gleich darauf zurückkommen. Anfang Januar bekomme ich einen seltsamen Telefonanruf. «Doktor, ich möchte meine Tochter zu Ihnen bringen.»

«Aber mit Vergnügen, Madame.»

«Aber es wäre nötig, daß Sie sie spät am Abend kommen lassen.»

«Paßt es Ihnen um 18.00 Uhr, am Dienstag?»

«Zu dieser Zeit ist es dunkel, das wird gehen. Dürfte ich Sie auch darum bitten, daß Ihr Sprechzimmer nicht zu hell beleuchtet ist? Meine Tochter hat empfindliche Augen, sie kann helles Licht nicht vertragen.»

Arme Mutter, sie muß irgendeine Ausrede erfinden! Ich habe verstanden: noch ein Mädchen mehr, das ihren eigenen Anblick nicht mehr ertragen kann. Sie trägt sicher eine dunkle Brille, kein Zweifel.

«Seien Sie beruhigt.»

Als ich mich niederließ, hatte ich wie jeder «ordentliche» Arzt ein großes Sprechzimmer, Mobiliar Ludwig XIII., der Patient drei Meter von mir entfernt. Auf meinem Sessel sitzend, von wo aus ich alles «beherrschte» gab ich Anordnungen und schleuderte Verbote. Ich brauchte ohne Zweifel dieses soziale Dekor, um mir Sicherheit zu geben. Ich habe schnell begriffen, daß diese Art von gebieterischer und distanter Medizin mir nicht entsprach. Ich wählte ein kleineres und freundlicheres Zimmer. Das Mobiliar Ludwig XIII. wurde verkauft, und seitdem sitzen mir meine Patienten dicht gegenüber, auf der anderen Seite eines winzigen Schreibtisches, der die Begegnung nicht mehr verhindert. Es erscheint mir so wichtig, daß der Patient nicht erdrückt wird, sich frei ausdrücken kann, daß sein normales Verhalten nicht durch den Graben verändert wird, der unvermeidlich den Arzt vom Kranken trennt, wenn der eine Bittsteller und der andere der Vertreter des Heils ist. Manchmal frage ich mich, ob nicht das vollständige Fehlen des Schreibtisches in der ersten Phase der Behandlung heilsam wäre. Sicher werde ich eines Tages noch dahinkommen.

Also, Dienstag abend erscheint Claire, die Augen, wie vermutet, hinter einer dunklen Brille verborgen. Ihre Mutter begleitet sie. Wie soll man das Alter dieser Kugel erraten können? Ich schätze gewohnheitsmäßig ab: 1,52 m, mehr als 80 Kilo, die Körperformen wie bei allen großen psychosomatischen Fällen von Fettsucht: auf den Wangen, dem Hals, dem Thorax ein beachtlicher Fettansatz, das «gute» Fett der Überernährung. Auf den Armen, der Taille, dem Becken, den Beinen das «schlechte» Fett, das Fett der ungenügenden Verbrennung. Die marmorierte Haut ist extrem gespannt, durch Infiltration verhärtet – es ist nicht möglich, diesen Typ von Körper mit dem der konstitutionellen Fettsucht zu verwechseln, so sehr ist jede Harmonie verschwunden.

Achtung! Natürlich aussehen, kein Erschrecken zeigen. Einen ganz entspannten Eindruck machen nach dem Motto: «Na, wo fehlt es denn?», während es doch ins Auge springt, was fehlt. Vor allem kein «Mein Gott, was ist denn mit Ihnen passiert?»

«Ich habe seit Juli 30 Kilo zugenommen.»

«Haben Sie viel gegessen?»

«Anfänglich ja. Jetzt esse ich fast überhaupt nichts mehr und nehme trotzdem zu.»

«Ihre Periode?»

«Habe ich seit Juli nicht mehr gehabt. Ich habe Spritzen bekommen, aber sie ist trotzdem nicht wiedergekommen.»

Gut. Die Kleine ist intelligent; die Mutter sieht auch nicht herrschsüchtig aus. Man muß mit einfachen Worten erklären, was geschehen ist. Was mit Claire geschehen ist, trifft auch auf Jeanne zu und so ziemlich auf alle Frauen, die eine Fettsucht dieses Typs haben. Nach meiner Beobachtung tritt sie fast ausschließlich bei Frauen auf, sicher deshalb, weil ihr Erinnerungsvermögen dem des Mannes weit überlegen ist. Wenn eine Frau ihren Mann an etwas erinnert: «Du erinnerst dich doch noch, es war an diesem Tag, zu dieser Zeit, als du mir genau diese Worte gesagt, und ich habe dir dann jenes darauf geantwortet», dann erinnert er sich bei ehrlichstem Bemühen, daß sie vor einiger Zeit – wie lange, das weiß er nicht mehr –, eine Diskussion über eine Frage geführt haben, an die er sich nur noch undeutlich erinnern kann. Ich glaube, daß die Frauen durch diese Fähigkeit, sich zu erinnern, sehr verletzlich sind, aber ich glaube auch, daß sie erwachsener sind, reifer als die Männer, durch das, was sie aus ihren Erfahrungen lernen.

Für einen Arzt sind die Konsultationen mit einer Frau immer packender als die mit einem Mann, weil die Beweggründe des Mannes für gewöhnlich oberflächlicher sind.

Ich versuche, Claire die Ursachen ihrer Erkrankung verständlich zu machen. «Wir haben im Gehirn eine kleine runde Drüse, die Hypothalamus heißt. In dieser Drüse gibt es drei Kommandozentralen: die eine ist nach außen gerichtet und empfängt jede Art von affektivem Schock, wie Furcht, Angst und andere Gefühle; die zweite ist das Zentrum von Hunger, Durst oder Sättigung; die dritte die Steuerungszentrale der Drüsen. Wenn Sie einen Schock von außen empfangen – und in ihrem Fall, Claire, war das die Reise Ihrer Eltern in die Ferien ohne Sie, zum erstenmal in Ihrem Leben, es war Ihr erster Kontakt mit der Einsamkeit des Erwachsenen –, dann bewirkt dieser Schock eine Stimulierung des Angstzentrums.»

«Das stimmt», sagt Claire, «nachdem meine Eltern abgefahren waren, habe ich nicht mehr geschlafen, obwohl ich sonst so gut schlafe, und ich habe den ganzen Tag geweint.»

«Aber der Schock bewirkt nicht nur Angstgefühle, das benachbart liegende Hungerzentrum wird ebenfalls stimuliert: Sie sind einem Hunger oder einem Durst ausgesetzt, den Sie nicht beherrschen können; und zu allem Unglück wird das Sättigungszentrum auch noch gestört, das heißt, daß der Mechanismus, der dafür da ist, um Ihnen zu sagen: ‹Höre auf, Du hast genug gegessen›, nicht mehr funktioniert. Sie könnten unaufhörlich essen, ohne jemals das Gefühl zu haben, der Hunger sei gestillt. Zu gleicher Zeit wird das dritte, das Drüsenzentrum gebremst oder blockiert und bewirkt damit eine starke Verminderung Ihrer Verbrennung oder unterbindet Körperfunktionen wie Ihre Regel. Sie verstehen jetzt also, wieso bei einer Frau, die vom Tode ihres Mannes überrascht wird, plötzlich die Regel ausbleibt, wobei dann auch die hormonelle Behandlung versagen muß, da die Ursache in dem seelischen Schock liegt. Zur gleichen Zeit entwickelt sie eine beträchtliche Fettsucht, weil ihr reaktiver Heißhunger sie mit unwiderstehlicher Gewalt dazu zwingt, 8000 Kalorien pro Tag zu verschlingen, während sie nur 500 verbrennt. Nettoüberschuß: 7500 Kalorien täglich, oder 800 Gramm Fett pro Tag oder 24 Kilo pro Monat. Sie verstehen jetzt, was mit Ihnen geschehen ist?»

«Das stimmt», sagt Claire, «aber jetzt esse ich so gut wie nichts mehr.»

«Ja, aber Sie sind psychisch immer noch genau so gestört wie vorher und Ihre Verbrennung bleibt ebenso blockiert wie Ihre Regel. Übrigens kommt es ebenso häufig vor, daß die Gewichtszunahme ohne Heißhungerphase auftritt. Ich hatte einmal eine Klientin – ich habe sie immer noch, beruhigen Sie sich, sie ist nicht gestorben, aber sie ist jetzt normal –, die ich mit Erfolg wegen einer familiären konstitutionellen Fettsucht mit einer nervösen Komponente behandelte – was nicht das gleiche ist wie Ihre Form der Übergewichtigkeit, weil bei ihr eine familiäre Ursache bestand und die emotionalen Schocks die Fettsucht zwar verschlimmerten, aber sie nicht hervorgerufen hatten wie bei Ihnen. Sie nahm ohne Probleme ab mit einem zusätzlichen leichten Schutz ganz gewöhnlicher Beruhigungsmittel. Dann verlor sie ihren Hund, sie hatte zu diesem Zeitpunkt keine Kinder, und sie hing an diesem Tier mit einer zweifellos übertriebenen Liebe. Wie dem auch sei, sie nahm unter meinen Augen in 14 Tagen 7 Kilo zu, während sie fast nichts aß, derart hatte ihr die Trauer den Appetit verschlagen: Sie wissen, wenn man einen Kloß im Hals hat, geht nichts durch.»

«Ja, aber dann», unterbricht Claire, «habe ich überhaupt keine Chance, gesund zu werden?»

«Sehr gute Chancen sogar – hier wage ich mich etwas weit vor, aber auf den Erfolg zu vertrauen ist eine wichtige Voraussetzung für eine günstig verlaufende Behandlung. Immerhin müssen Sie sich an ganz bestimmte Richtlinien halten. Ganz besonders dürfen Sie auf gar keinen Fall versuchen, Ihren Hunger zu bremsen, Sie dürfen auf gar keinen Fall einen Appetithemmer nehmen, Sie dürfen sich auf gar keinen Fall einer Diät unterziehen. Denn die Nahrungsaufnahme spielt bei Ihnen die Rolle eines Beruhigungsmittels, gibt Ihnen Sicherheit und Ruhe. Dieses Erlebnis kennen alle Frauen, die sich langweilen: ‹Ich bin unglücklich, ich empfinde mein Leben als eine Last, ich fühle mich nicht wohl in meiner Haut, ich kann mich nicht ausleben, also knabbere ich den ganzen Tag herum, ich esse.›

Diesen Hunger, Claire, kann man nicht unterdrücken, er ist ein Teil der Angst. Ein solcher Versuch führt in jedem Fall zur Depression: die Nahrungseinschränkung beraubt Sie ihres Beruhigungsmittels; der Appetithemmer, welcher auch immer es sei, verschlimmert nur die Unruhe.»

«Das weiß ich, man hatte mir einen verschrieben. Ich habe nur eine einzige Kapsel heruntergekriegt.»

«Also, was wir tun müssen, ist Ihre Verbrennung langsam wieder in Gang zu bringen, ohne daß Sie Mangel leiden, und vor allem müssen wir den seelischen Teufelskreis durchbrechen, denn ich kann ins Feuer blasen so lange ich will, wenn Ihre Nerven die Klappe geschlossen halten, würde ich nur Rauch erzeugen.»

Ich hatte Glück, Claire hat sehr schnell abgenommen: Im Juni hat sie ihre Arbeit wiederaufgenommen, und am Monatsende hat sie mir ein goldenes Feuerzeug als Geschenk zugeschickt, das sie von ihrem ersten Gehalt gekauft hatte. Es gibt schöne Augenblicke im Leben eines «Schlankmachers».

Auch Jeanne hat abgenommen. Bei ihr war die Heilung von vornherein so gut wie sicher. An dem Tage, an dem sie den Entschluß gefaßt hatte, sich aus dem Sumpf zu ziehen, mußte der Erfolg kommen: als sie sich von ihren Eltern verstoßen glaubte, als lästige Älteste nach England abgeschoben, antwortete sie auf die phantasierte Feindseligkeit mit ihrem physischen Selbstmord auf Raten. Später war dann der Schleier zerrissen, und sie konnte die Größe ihres Irrtums ermessen.

Und wer begeht keine Irrtümer. Ich wie alle anderen und sicher mehr als die anderen, weil ich zu viel tun, zu viel behandeln will. Einige leichte Erfolge, ein zufriedenstellendes Verständnis der Ursachen dürfen den Arzt nicht dazu verleiten zu versuchen, alle zu behandeln. Man muß auswählen, die Chancen abwägen, keine Hoffnungen wecken, die später enttäuscht werden und die schlimmsten Konsequenzen haben können, bis hin zum Selbstmord. Man muß dem Psychotherapeuten den Platz lassen, der ihm gebührt und dessen Beruf es ist, bis zum Schlüsselerlebnis zurückzugehen, dem Kranken zu helfen, sich selbst zu befreien.

Ich weiß aus Erfahrung, daß es nicht leicht ist, einem Kranken, der in einen seine ganze Hoffnung gesetzt hat, zu erklären, daß man nichts machen kann, daß er einen anderen Arzt aufsuchen muß, einen Psychiater gar, der von so vielen gefürchtet wird. Ich weiß auch gut, daß es für einen Arzt, dem es gelungen ist, den Mechanismus der Entstehung eines bestimmten Falles von Fettleibigkeit zu entschlüsseln, schwierig ist, die Behandlung einem anderen anzuvertrauen. Aber der Prozentsatz an Mißerfolgen ist bei diesen Fällen von psychosomatischer Fettsucht so groß, selbst bei anscheinend günstigen äußeren Bedingungen, daß es die Redlichkeit erfordert, dem Kranken hier die günstigsten Bedingungen zu verschaffen.

Oft fällt die Entscheidung aber auch leicht. Frau A. hat eine kleine Tochter gehabt, die mit neun Monaten an einer Gehirnhautentzündung gestorben ist. Auf den Rat des Arztes hin bekommt sie sehr schnell ein zweites Kind, einen Jungen. Unglücklicherweise ist der Sohn geistig schwer behindert. Mit zwanzig Jahren ist er auf der geistigen Entwicklung eines Zwei- oder Dreijährigen, aber er macht seiner Mutter trotzdem Freude, sie lebt, arbeitet und kämpft nur für ihn. Aber dann, plötzlich, wird der Junge schwierig, erregt, aggressiv, man muß ihn operieren, ihm das Wenige an Persönlichkeit, das die arme Frau in ihm wecken und ihm bewahren konnte, wegnehmen; er ist nur noch ein Tier. Furchtbarer Schock und Zusammenbruch. Frau A. nimmt in zwei Monaten 30 Kilo zu. Ich versuche, einen Grund zum Abnehmen für sie zu finden: «Wie hat sich Ihre Ehe während dieser ganzen Zeit entwickelt?»

«Ich verstehe mich mit meinem Mann sehr gut. Er kümmert sich sehr um das Kind.»

«Aber wie steht es um sein Verhältnis zu Ihnen?»

«Oh! Jeden Abend sagt er mir gute Nacht, bevor er in sein Zimmer geht. Schon seit langer Zeit geschieht nichts mehr zwischen uns.»

Von dieser Seite her also keine Hoffnung.

«Und Ihr Beruf?»

«Ich bin oben angekommen. Ich kann nicht höher kommen. Nichts interessiert mich mehr. Mein Leben besteht nur noch im Warten auf den Tod.»

«Ja dann, warum wollen Sie denn überhaupt abnehmen?»

«Ich weiß nicht. Ich wollte eigentlich gar nicht kommen. Freunde von mir, die Sie behandelt haben, haben den Termin für mich abgemacht.»

Ich fühle, wie ich in mich zusammensinke. Die Ohnmacht, die Unmöglichkeit, irgend etwas zu tun, sind für einen Arzt schrecklich. Die Konsultation – die Begegnung vielmehr – ist zu Ende! Unmöglich.

Frau K. hatte eine einzige Tochter, sechzehn Jahre alt. Vor fünf Jahren wurde sie bei einem Autounfall getötet. «Nach dem Tod meiner Tochter habe ich 25 Kilo zugenommen. Seitdem werde ich dauernd dicker.»

«Essen Sie viel?»

«Nein, es ist anders. Jedesmal wenn wir mit dem Wagen wegfahren, esse ich vorher alles, was sich im Kühlschrank befindet, auf. Aber bei mir ist es noch gar nichts. Ein anderes Mädchen im gleichen Alter ist bei dem Unfall auch umgekommen. Seitdem trinkt die Mutter, reinen Pernod, in großen Gläsern.»

Von neuem suche ich etwas, was für Frau K. ein Grund zum Abnehmen sein könnte. Sie weint bei der Erwähnung der Katastrophe, seit damals steht ihr Leben still.

«Wie verhält sich Ihr Mann Ihnen gegenüber?»

«Er ist sehr lieb. Er möchte, daß ich abnehme.»

Ich fange den Ball auf.

«Er hat recht. Sie haben kein Recht, ihm das anzutun. Er verdient es nicht, eine Frau zu haben, die körperbehindert ist. Es ist sicher schlimm genug für ihn, seine Tochter verloren zu haben. Zwingen Sie ihn nicht auch noch zusätzlich dazu, mit einer unförmigen Frau zu leben.»

Das Argument zeigt Wirkung, es wird sicher gehen. Und in der Tat ist sie gesund geworden.

Frau C. hat ihr einziges Kind spät bekommen: aber leider hat es eine Mißbildung der Harnwege, und der Chirurg ist dazu gezwungen, das Kind zu verunstalten, indem er den Nierenabfluß direkt aus dem Bauch münden läßt. Frau C. wird immer dicker. In sechs Jahren 35 Kilo.

«Warum kommen Sie jetzt zu mir?»

«Weil ich jetzt befreit bin. Er ist wieder operiert worden, alles funktioniert gut. Die letzten Röntgenaufnahmen sind ausgezeichnet, ich habe keine Sorgen mehr um meinen Sohn, ich kann mich um mich selber kümmern. Ich möchte abnehmen.»

Bei Frau C. besteht kein Problem. Keine Angst mehr, kein übermäßiger Hunger mehr. Auch hier ist das Ergebnis erfolgreich.

Wenn die Diagnose einer psychosomatischen Fettsucht auch zwingend wird durch das ungeheure Ausmaß der Verunstaltung, die durch gleichzeitige übermäßige Ernährung und ungenügende Verbrennung bedingt ist, so ist doch die Entdeckung der seelischen Ursache nicht immer so leicht wie in den angeführten Fällen. In den anderen, schwierigeren Fällen ist dann die Hilfe des Psychiaters erforderlich, da sich diese Fettsüchtigen der Ursache ihrer Erkrankung nicht bewußt sind. So war es beispielsweise in dem schon erwähnten Fall der Frau, die als einzige wußte, daß ihr

Kind nicht von ihrem Mann war und die keine Verbindung zwischen diesem Tatbestand und ihrer Fettsucht ziehen konnte, hinter der sie sich versteckte und Zuflucht suchte.

Man muß die Umstände des Auftretens der Fettsucht sehr sorgsam untersuchen und darf sich nicht durch den Augenschein täuschen lassen.

So zum Beispiel die plötzliche Fettsucht, die nach der Heirat auftritt.

«Ich habe mit zweiundzwanzig Jahren geheiratet. Ich wog 53 Kilo. Drei Jahre später wog ich 78 Kilo.»

«Haben Sie eine Schwangerschaft gehabt?»

«Ja, mit vierundzwanzig Jahren.»

«Hatten Sie schon vorher zugenommen?»

«Ja, ich wurde in den ersten sechs Monaten nach der Heirat dick.»

«Wie erklären Sie sich das?»

«Ich habe vorher gearbeitet. Jetzt arbeite ich nicht mehr.»

«Das erklärt nicht Ihre 25 Kilo. Wo leben Sie?»

«Bei meinen Schwiegereltern.»

«Verstehen Sie sich gut mit ihnen?»

Keine Antwort, nur ein Schulterzucken.

«Wie verhält sich Ihr Mann Ihnen gegenüber?»

Kleine Pause, dann: «Nett.»

«Wo sind Ihre Eltern?»

«Weit weg. Wir besuchen sie in den Ferien.»

«Gehen Sie abends aus?»

«Nicht mehr seit unserer Heirat. Mein Mann ist abends müde.»

«Und sonntags?»

«Er geht zum Fußballspiel mit seinem Vater. Ich bleibe mit meiner Schwiegermutter und dem Kleinen zu Hause.»

Da haben wir's. Der Traum war schnell zerstoben. Ein Ehemann, der kein Partner wird, sondern der Sohn seiner Eltern bleibt, ein Leben, das so wenig dem ähnelt, was man sich vorgestellt hatte. Es ist so schwierig, eine Partnerschaft zu gestalten, besonders in einer fremden Umgebung; und wenn man überempfindlich ist, verschanzt man sich hinter seinem Fett, der Abbruch des Berufslebens hat nichts damit zu tun. Wenn eine Frau dick wird, außerhalb der Schwangerschaft, ohne erkennbaren Grund, in den Monaten nach der Heirat, dann frage ich nach der Schwiegermutter; in vier von zehn Fällen liegt der Grund dort: zwei Frauen kämpfen um einen Mann, der noch nicht weiß, welche von beiden er wählen soll. Die sexuellen Probleme sind viel seltener die Ursache.

Als ich ihm von meinem Buch erzählte, sagte mir ein Freund: «Ist auch genug Sex drin? Ohne das wird sich kein Mensch dafür interessieren.»

«Was soll ich denn machen? Die Probleme der sexuellen Beziehungen haben nur selten damit zu tun. Ich weiß, daß Frau J. jedem, der es hören wollte, erzählte, daß ihre gute Figur daher käme, weil sie jeden Tag intime Beziehungen hätte. Oliver nennt das die ‹schlankmachende Unzuchttherapie›. In Wirklichkeit ist die hier zur Debatte stehende Gymnastik in keiner Weise für die Erhaltung einer guten Figur verantwortlich.»

Frau S. erzählt: «Seit meiner Gallenoperation habe ich 30 Kilo zugenommen.»

«Unmöglich – Sie könnten eine reaktive Übergewichtigkeit entwickeln als Reaktion auf den durch die Operation bedingten Gewichtsverlust, aber höchstens 5–6 Kilo, nicht mehr. Ist Ihre Verdauung besser geworden, seitdem Sie operiert worden sind?»

«Eine Weile, ja, aber jetzt geht es immer schlechter.»

«Hängt das von dem ab, was Sie essen, oder eher von Ihren Nerven?»

«Eher von meinen Nerven.»

«Was ist vorgefallen?»

«Ich verstehe mich nicht mehr so gut mit meinem Mann.»

«Seit wann?»

Ausweichende Antwort. «Seit einiger Zeit.»

«Seit wann genau?»

Widerstreben. Ich beharre. Plötzlich löst sich etwas bei ihr. «Ich habe seit meiner Operation nicht mehr mit meinem Mann geschlafen.»

«Waren Sie es, die nicht mehr wollte?»

«Nein, er. Er behauptete, er könnte nicht mehr.»

«Und warum?»

«Ich weiß es nicht.»

Da haben wir den zentralen Punkt der Geschichte. Weder die Gallenblase noch die sexuelle Abstinenz sind hier von Bedeutung: sonst wären alle feist, die enthaltsam leben. Die Ursache ist der Zweifel, der Zorn, nicht zu verstehen, die Unruhe, weil man keine Gewißheit hat, die Angst, nicht mehr zu gefallen, einer anderen wegen verlassen zu werden. Im Vergleich zur Leidenschaft der Gefühle zählen diese körperlichen Turniere wenig, falls überhaupt. Wie viele Übergewichtige habe ich erlebt, die durch aufgelöste Verlobung, durch Scheidung dazu geworden waren. Man muß warten können, bis der Schmerz überwunden ist, falls er überwindbar ist. Das Aufrechterhalten oder die Wiederaufnahme sexueller Beziehungen als solcher ändert nichts an der Sache. Was zählt, ist das Gefühl.

Man darf sich niemals nur auf den Augenschein verlassen. Es gibt sogar eine Exil-Fettsucht. Wie viele Algerienrückkehrer haben nicht im Jahr nach ihrer Rückkehr eine enorme Fettsucht entwickelt: alles zurücklassen zu müssen, seinen Besitz, seine Erinnerungen, kühl empfangen zu werden in einem Land, in dem man sich als Fremder fühlt, die materiellen Schwierigkeiten, die Trennung der Familien, das sind wahrlich ausreichende Gründe.

Aber es gibt auch falsche Exile: «Ich bin dick geworden, seitdem ich Bayonne verlassen habe. Ich wohne jetzt in Tours. Mir fehlt das Meer, ich brauche Jod.»

Erste Behandlung. Totaler Mißerfolg. Ich gehe zum Angriff über. «Wie haben Sie in Bayonne gelebt?»

«Ich habe gearbeitet, ich hatte Freunde.»

«Üben Sie den gleichen Beruf aus?»

«Ja. Bei der gleichen Gesellschaft. Ich bin aufgestiegen.»

«Wo sind Ihre Eltern?»

«Nur meine Mutter lebt noch.»

«Wo lebt sie?»

«Sie war mit mir gekommen. Jetzt ist sie zurückgekehrt nach Bayonne.»

«Warum hatte sie Sie begleitet?»

«Weil ich eine Depression hatte.»

«Man bekommt keine Depression, weil man vom Meer wegzieht, um einen besseren Posten zu bekommen.»

«Mein Freund konnte nicht mitkommen.»

«Haben Sie noch Kontakt mit ihm?»

«Er hat mich verlassen. Ich war schwanger. Ich mußte das Kind abtreiben lassen.»

Wie anders das klingt! Man sieht jetzt, was alles durch Jodmangel hervorgerufen werden kann! Ich habe übrigens Gewichtszunahmen auch in der anderen Richtung gesehen: ein Mädchen, das ans Meer gezogen war, hatte zugenommen: «Ich vertrage die Meeresluft nicht.»

In der Tat. Der Mann, den sie zu Hause im Hochgebirge liebte, hatte sie einer anderen wegen verlassen, und sie war freiwillig weggezogen.

Ich möchte mit den falschen Ursachen abschließen, indem ich aus den vielen interessanten Fällen noch die folgende außergewöhnliche Beobachtung schildere – ich muß mich hier begrenzen, denn sonst würde dieses Kapitel schnell 500 Seiten umfassen, so weit ist das Gebiet der psychosomatischen Fettsucht, und so zahlreich sind ihre Opfer, ungefähr ein Viertel meiner weiblichen Patienten. Wir leben in einer Gesellschaft, die ihre Wurzeln verliert und dadurch auch ihre Stabilität. Die Ehe wird zu schnell geschlossen und noch schneller wieder aufgelöst, die Familie bricht auseinander, die Moral wird zum Gegenstand der Lächerlichkeit, der Glaube geht verloren, und wenn der Sturm kommt, ist nichts mehr da, um sich daran festzuhalten. Ich jammere nicht, ich stelle nur fest, und ich strenge mich an, die in Form von Fett zutage tretenden verheerenden Konsequenzen bei denen zu beseitigen, die auf diese Weise darauf reagieren.

Herr P. ist vierzig Jahre alt. Er ist Kunstfotograf. Seit drei Jahren leidet er an einem Ekzem der Hände. Er hat Fachärzte aufgesucht: Ekzem durch eine Allergie auf fotografische Reagenzien. Desensibilisierungskur: Mißerfolg. Behandlung mit Cortison: «Es geht jetzt besser, aber ich kann nicht mehr als Fotograf arbeiten und habe seit der Behandlung 28 Kilo zugenommen.»

«Da stimmt etwas nicht, 4 oder 5 Kilo durch Cortison, das will ich noch zugeben, aber mehr nicht. Eher schon das Mißgeschick, nicht mehr fotografieren zu können. Welches waren Ihre üblichen fotografischen Themen: abstrakt, bildlich?»

Zögernde Antwort: «Porträts. Frauen, Paare, Familien, Kinder.»

«Sind Sie verheiratet?»

«Ja.»

«Wie alt ist Ihre Frau?»

«Zehn Jahre jünger als ich.»

«Haben Sie Kinder?»

«Nein.»

«Warum nicht?»

«Man nahm lange Zeit an, es läge an meiner Frau. Aber es liegt bei mir, mein Sperma enthält nicht genügend Spermien.»

«Seit wann wissen Sie das?»

«Seit ungefähr drei Jahren.»

«Haben Sie sich behandeln lassen?»

«Das würde nichts mehr nützen. Ich bin jetzt physisch impotent geworden: ich kann keine sexuellen Beziehungen mehr haben.»

Da haben wir's: noch einmal, nichts kommt von nichts. Es gibt einen gemeinsamen Nenner für alle seine anscheinend so verschiedenartigen Störungen: die Impotenz, die Fettsucht, das Ekzem, und dieser Nenner heißt: die Entdeckung der Sterilität. Verstehen bedeutet noch nicht heilen. Ich habe Herrn P. wiedergesehen, begeistert. Er ist schlank, potent, hat kein Ekzem mehr: der Psychiater konnte ihn dazu bringen zuzustimmen, daß seine Frau künstlich befruchtet wurde. Ich hätte diese Lösung nicht gefunden, vor allem ihn nicht dazu bringen können, sie zu akzeptieren.

Was für die Fettsucht mit Ekzem gilt, wie bei Herrn P., gilt auch für viele andere trügerische Fälle, enorme Gewichtszunahme oder heftige Schmerzen des Unterbauches oder der Wirbelsäule. Man verweist auf die Eierstöcke, die Ernährung, die Wirbelkörper, und was weiß ich noch.

Suchen Sie in der Seele!

Man braucht nicht notwendigerweise zu erschrecken. Angst, Unruhe und Aufregungen rufen nicht in jedem Falle solche katastrophalen Veränderungen hervor.

Es gibt auch Reaktionen von geringerer Stärke, die leichter zu heilen sind.

Michèle hat mit Mühe ihr Abitur gemacht, nicht daß sie keine gute Schülerin wäre, aber sie hat vor jeder Prüfung einen Monat lang schreckliche Examensangst und . . . nimmt 5–6 Kilo zu, die sie teilweise während der Ferien wieder verliert. Als Michèle mit ihrem Pharmaziestudium beginnt, sucht ihre Mutter mich auf: fünf Jahre, 2 Kilo mehr pro Jahr nach jedem Examen. Sie wird also nach ihrem Studium mindestens 10 Kilo zuviel wiegen. Sicher wird sie nicht die erste Apothekerin sein, die dick ist, aber man müßte doch ein Mittel finden, um das Lampenfieber auszuschalten. Wir verabreden, daß mir die Mutter von Michèle zwei Monate vor jedem Examen mit großem Aufwand die Liste der vermutlichen Prüfer schicken soll und daß ich dann so tun werde, als würde ich die Kleine jedem von ihnen besonders empfehlen – wobei ich jeweils bestätige, daß ich die meisten von ihnen gut kenne. Sie werden es vielleicht nicht glauben, aber Michèle ist heute Apothekerin und hat nicht ein Gramm zugenommen: «Bei dem einen sah man sehr gut, daß er unterrichtet war, er hat mich die ganze Zeit freundlich betrachtet. Der andere hat gelächelt, als ich ihm meinen Namen gesagt habe.»

Bei jedem fand sie Anzeichen eines geheimen Einverständnisses. Befreit konnte sie ihr Wissen zeigen, welches groß war – und Erfolg haben, ohne zuzunehmen.

Nicht immer ist es so leicht. Meistens kommt es zu einer vorübergehenden Blockierung der Verbrennung ohne Freßsucht und von daher zu einer Gewichtszunahme und einer Verteilung des Fettes am Körper, die an die konstitutionelle Fettsucht erinnert. Während der Ferien wird es gewöhnlich besser, falls keine neue Prüfung bevorsteht. Trotzdem bleibt die zugrunde liegende Empfindlichkeit bestehen und macht sich im Laufe des Lebens bei anderen Gelegenheiten wieder bemerkbar.

Die gleiche Störung tritt auch bei Menschen auf, die durch ihren

Beruf gezwungen sind, in Paris oder einer anderen großen Stadt zu leben, während sie von ihrem Temperament her eher Landmenschen sind. Sie ertragen nur schwer den dauernden Druck, die Zwänge und den einengenden Lebensrhythmus, nehmen jedes Jahr mehr an Gewicht zu und haben jedes Jahr mehr Mühe, es während der Ferien wieder zu verlieren. Denn sie nehmen während des Urlaubs ab, obgleich – ich betone das – sie viel mehr essen als während des übrigen Jahres, ein unwiderlegbarer Beweis für die Abhängigkeit der Verbrennung von den Lebensumständen.

Die gleiche Feststellung gilt für den Schlaf: ein Mensch, der schläft, verliert in physiologischer Hinsicht ein Kilo pro Nacht, weil er in entspanntem Zustand besser verbrennt: langes nächtliches Aufbleiben, ein unruhiger Schlaf, verhindern die nächtliche Gewichtsverminderung, und es entsteht die Übergewichtigkeit der Schlaflosen und der Nachtschwärmer, deren Ofenzug für Störungen empfänglich ist.

Das ist auch der Grund, warum ich nicht an das Abmagern im Elfenbeinturm glaube. Nehmen Sie das Leben eines Übergewichtigen, der familiäre oder berufliche Probleme hat, den das Leben bedrängt, verschaffen Sie ihm Ruhe, setzen Sie ihn ins Grüne, er wird abnehmen, spontan und ohne Diät . . ., aber er wird sofort all die verlorenen Pfunde wieder zunehmen, wenn Sie ihn in sein früheres Leben zurückversetzen.

Um richtig abzunehmen, ist es unbedingt nötig, daß die Kur im Rahmen des normalen Lebens durchgeführt wird und nicht in irgendeinem spezialisierten Paradies. Das hieße schon wieder abstrakte Medizin betreiben.

Nicht selten bestreiten die Klienten ihre nervöse Empfindlichkeit.

«Aber ich bin nicht nervös. Ich werde auch nie wütend. Alle finden mich sehr ruhig.»

Die ruhige Miene beweist noch nichts. Man darf nicht Charakter und nervöses Temperament verwechseln. Die sofort überkochen, die Heftigen und Jähzornigen, sie explodieren und erleichtern sich. Die Verschlossenen, die Sanften, die Schweigsamen, sie ziehen sich in sich selbst zurück, leiden insgeheim und nehmen zu durch Blockieren ihrer Verbrennung, wenn sie verspannt sind. Diese Menschen sind empfindlich.

Ein charmantes junges Ehepaar sucht mich auf, beide sehr gut aussehend. Sie hat, seitdem sie vor kurzem geheiratet haben, ungefähr 7 bis 8 Kilo zugenommen, die ungünstig plaziert sind – natürlich: das zellulitische Polster über dem Po. Mehrmaliges plötzliches Auftreten ungenügender Verbrennung, provoziert durch kleinere Schwierigkeiten, haben genügt. Sie muß sehr schön ausgesehen haben und ist es auch jetzt noch; ich stelle mir vor, wie sie trübsinnig ihre Figur betrachtet. Ich gebe die für solche Fälle üblichen Instruktionen: Ernährung mit 2000 Kalorien, ein leichtes Mittel, um die Nerven zu beruhigen. Sie gehen, froh, einen möglichen Ausweg zu sehen. Und in der Tat, nach einem Monat hat sie 2 Kilo in der Körperregion verloren, die ihr am meisten Sorge machte. Eine griesgrämige alte Tante bemerkt es, stellt Fragen, ist erstaunt, von mir nichts gehört zu haben.

«Ich werde mich erkundigen.»

Einige Tage später erscheint sie wieder. «Ich hatte recht, euch zu warnen, euer Doktor ist ein Scharlatan. Er ist nicht in der Ärztevereinigung aufgeführt, kein Mensch kennt ihn.»

Der Mann ist nicht da. Die junge Frau widerspricht zwar, aber der Zweifel ist gesät. In drei Tagen nimmt sie wieder zu, was sie in einem Monat verloren hatte. Der Mann kommt nach Hause, ist mit dem Gang der Dinge nicht einverstanden, verlangt mich mit seiner Frau zu sehen. Ich bin verwundert: «Was ist los? Sie sollten nicht so schnell wiederkommen.»

Sie wagt nicht zu sprechen. Er erklärt: «Eine Tante hat ihr erzählt, daß Sie kein Arzt seien, daß man Sie bei der Ärztevereinigung nicht kenne. Das hat meine Frau umgeworfen. Der Erfolg eines ganzen Monats Behandlung ist verloren.»

Ich habe über mich schon so einiges gehört. Wenn ich auch ohne Rückspiegel lebe, so habe ich doch feine Ohren.

Luftikus, Witzbold, Taschenspieler, Habsüchtiger, das stört mich nicht, stößt bei mir auf taube Ohren. «Gefährlich» kann ich nicht durchgehen lassen. Zum einen weil es nicht wahr ist – die Dosierungen, die ich verwende, können in gar keinem Falle gefährlich werden, weil es sich um wohlbekannte Medikamente handelt, die von mir höchstens zu einem Zehntel ihrer im Handel üblichen Dosierung verwendet werden, und zum anderen, weil ich bei meinen nervösen Übergewichtigen ganz besonders behutsam bin. Diejenigen, die mir vorwerfen, die Intensivstationen und psychiatrischen Kliniken mit Fällen zu versorgen, sollten einmal ihre persönliche Statistik betrachten; es gibt nichts Gefährlicheres für das seelische Gleichgewicht, als einem sensiblen Menschen eine Hungerdiät aufzuzwingen, während man gleichzeitig den Hunger mit der Keule eines aufputschenden Appetithemmers erschlägt, diesen Hunger, der ein untrennbarer Bestandteil der Angst ist und der gegenüber er die Rolle einer Barriere, eines Beruhigungsmittels hat. Den Appetit unter diesen Bedingungen hemmen zu wollen, ist nicht nur physiologisch absurd, sondern auch physisch äußerst gefährlich: jeder zweite Kranke beendet unter solchen Bedingungen seine Behandlung mit einer Schlafkur.

«Ich habe eine deiner Klientinnen auf die Intensivstation gebracht», telefonierte mir kürzlich ein Psychiater. «Sie hat einen Selbstmordversuch gemacht, man wird dir das sicher anhängen. Du kannst beruhigt sein, du kannst nichts dafür: Sie hat alle ihre Kapseln auf einmal geschluckt (das muß ein schöner Haufen gewesen sein), und als das nichts half, hat sie das Gas aufgedreht. Ihr Mann hat sie mit ihren drei Kindern wegen eines Backfischs in einer unmöglichen finanziellen Situation sitzenlassen.»

«Vielen Dank. Weißt du, man hängt mir alles an, die Selbstmorde, die Depressionen, die Nahrungsmittelvergiftungen, die Scheidungen, sicher bald auch noch den Krebs. Ich bin's gewohnt. Wenn man seinen Hund umbringen will, ist jedes Argument recht. Man hat sogar behauptet, ich mache meine Kranken verrückt, um dir Gelegenheit zu geben, sie zu behandeln und dich zu bereichern.»

«Ich kann dir versichern, und bin bereit, es zu bezeugen, daß ich von dir wesentlich weniger Kranke zu sehen bekomme als von denen, die dich anklagen. Die Behandlung der Übergewichtigkeit mit seelischer Komponente ist sehr gefährlich.»

«Wenn du wüßtest, welche Vorsichtsmaßnahmen ich treffe! Vor einiger Zeit kam eine Frau zu mir, gutaussehend, vornehm, drei Kinder. Ich verstand nicht ganz, warum sie abnehmen wollte:

3 bis 4 Kilo zuviel, nichts sehr Unharmonisches. Ich erhielt wenig
überzeugende Antworten wie: ‹In meinem Alter muß eine Frau
auf sich achten, sonst . . .› Sonst was? Sonst verläßt ihr Mann sie
wegen einer Jüngeren. Ich frage etwas weiter in dieser Richtung
und erfahre, daß ihr Mann sie nach fünfundzwanzig Jahren glück-
licher Ehe wegen einer Jüngeren verlassen hat und vielleicht nicht
mehr zurückkommen wird. Ich erkläre ihr, daß ihre Gewichtszunahme genau damit zusammenhängt, und ebenso das Gefühl,
einen Dolch zwischen den Schultern zu haben, und daß ich nichts
für sie tun könne. Ein Psychiater dagegen . . . ‹Die kenne ich, die
sind alle gleich, die wollen mich einsperren.› Ich brauche dir ja
nicht zu erzählen, wie schwierig es ist, die Leute dazu zu bringen,
einen Psychiater aufzusuchen, vor allem gerade dann, wenn sie
ihn am nötigsten brauchen. Ich fühle, daß meine Klientin durch
meine Weigerung verstört ist, in einen Teufelskreis eingeschlossen: ‹Je nervöser ich werde, um so mehr nehme ich zu. Je mehr ich
zunehme, um so nervöser werde ich.› Ich appelliere an ihre Vernunft, an ihre Verpflichtung als Mutter. Ich bringe sie dazu, sich
an den Gedanken zu gewöhnen, ein Beruhigungsmittel zu nehmen, und versichere ihr, daß ich sie gerne behandeln werde,
sobald sie ihr Gleichgewicht wiedergefunden hat, sobald die äußeren Umstände besser sein werden. Und ich schreibe in meine
Kartei, mit einem Gefühl der Ohnmacht, das du dir vorstellen
kannst: Selbstmord wahrscheinlich, falls der Mann sie verläßt.
Vor einigen Tagen hat sie mit mir telefoniert. ‹Hallo, hier ist Frau
X.› Ich erkenne sofort ihre Stimme, so sehr fühle ich mich betroffen. ‹Entschuldigen Sie bitte, daß ich nicht früher zu Ihnen gekommen bin. Ich komme aus dem Krankenhaus. Ich hatte versucht,
mich umzubringen. Ich habe drei Tage auf der Intensivstation
gelegen. Mein Mann hat mich endgültig verlassen. Ich brauche
Ihre Hilfe. Als ich aus der Bewußtlosigkeit erwachte, habe ich als
erstes an Sie gedacht. Ich weiß nicht genau, ob es bewußt oder
unbewußt war, aber wenn ich mir eine kleine Überlebenschance
gelassen habe, dann ist es auf Grund Ihrer Argumente.› Du kannst
dir denken, wie dieser Telefonanruf mich gestärkt hat.»

Aber hier, bei diesem jungen Ehepaar: das Argument «falscher
Arzt» ist neu. Man kann sich kaum vorstellen, daß eine solche

Behauptung auch nur einen Augenblick geglaubt würde! Aber was tut's, was zählt, ist der angerichtete Schaden! So demütigend das auch vielleicht erscheinen mag, ich zeige meine Karte der Ärztekammer, noch frisch mit der Marke des neuen Jahres versehen. Die Atmosphäre wird entspannter.

Mir kommt eine Idee. «Wieviel wiegt die Tante eigentlich?» «Sie ist dick wie eine Tonne.»

Na, da haben wir's, die Sache ist klar. Die absurde Eifersucht einer ängstlichen Frau: lieber anderen Schaden zufügen als selbst versuchen, sich etwas Gutes zu tun. Das ändert nichts daran, daß der Schock weit über das zu erwartende Maß gewirkt hat und daß das Abmagern schwer wieder in Gang zu bringen ist, trotz Erhöhung des Beruhigungsmittels.

Was die Tranquilizer betrifft, so höre ich schon den grollenden Protest: «Ein feiner Kerl, euer Erfinder. Er sagt: ‹Ich will nur die Ursache behandeln, niemals das Symptom.› Was ist denn ein Beruhigungsmittel, wenn nicht ein symptomatisches Medikament, Aspirin für die Nerven?»

«Falsch, alter Quengler. Ich würde einen schweren psychosomatischen Fall niemals mit einem Beruhigungsmittel behandeln, weil ich glaube, daß es die Aufgabe des spezialisierten Psychotherapeuten ist, den Wurzeln des Übels bis in die entferntesten Winkel nachzuspüren, um es zu beheben. Aber es ist nicht notwendig, die kleineren Fälle von Angst psychoanalytisch zu therapieren. Vier Jahre Couch wegen eines nachteiligen Verhaltens angesichts einer Schwierigkeit scheinen mir ein unverhältnismäßiges Mittel. In dieser Hinsicht wirkt das Beruhigungsmittel nicht nur symptomatisch, sicherlich ist die Ruhe, die es bringt, etwas künstlich, aber diese künstliche Ruhe ruft nach und nach die natürliche Ruhe hervor und das Medikament wird zum Heilmittel. Genügt dir das, der du widersprichst? Auf jeden Fall zögere ich nicht, meine Meinung zu ändern, wenn es nicht geht. Ich will lieber als jemand gelten, der sich geirrt hat, als ein berühmter Dickkopf zu sein.»

Und noch ein kleiner Rat, der in diesen Fällen nützlich ist: die Waage weglassen! Zehn Jahre lang bin ich jeden Tag dreimal auf meine Waage geklettert, ich spreche aus Erfahrung. Denn wenn Gewichtsverluste euphorisierend wirken, so bewirkt andererseits

eine auch nur geringe Zunahme immer einen Schock, insbesondere, weil sie häufig unvorhergesehen auftritt und schwierig zu verstehen ist. Niemand nimmt ab nach einer Kurve, die strikt immer
nur abwärts verläuft, am wenigsten eine Frau, deren Organismus
rhythmisch funktioniert und die sogar nach den Regeln der ganz
normalen Physiologie 300–500 Gramm vor der Periode zunimmt.
Es ist also besser, sich höchstens alle zehn Tage zu wiegen. Einmal
pro Monat während der ärztlichen Kontrolle ist noch besser.

7
Ein Moment der Besinnung

Wäre ich ein wirklicher Schriftsteller, so hätte ich das schon bemerkt, bevor ich ein gesetzter Vierzigjähriger geworden wäre. Viel zu sagen haben ist eine Sache. Es mit Ordnung, Methode und Klarheit zu tun, eine andere. An diesem Punkt meiner Erzählung habe ich das Gefühl, etwas angefangen zu haben, was weit über meine Fähigkeiten geht. Ich möchte alles sagen und habe den Eindruck, alles nur wiederzukäuen und daß das Wesentliche in einer Flut von Details untergeht.

Einer der großen Meister seines Fachs hat mich vor kurzem gefragt, wie ich mein Buch aufbaue.

«Das ist einfach und kompliziert zugleich. Unter den etwa 30 000 Karteiblättern, die ich ausgefüllt habe oder die mir von Leuten zugeschickt worden sind, die meinen Standpunkt teilen, habe ich tausend ausgewählt, die mir am vollständigsten erschienen, bei denen die Körperschemata, wie wir sie erstellen, am deutlichsten die Punkte maximalen Fettansatzes erkennen ließen und bei denen der zeitliche Abstand groß genug war.»

«Wie lange?»

«Mindestens drei Jahre.»

«Das genügt nicht.»

«Ich weiß. Aber Sie müssen bedenken, daß die ersten Beobachtungen von 1967 stammen. Ich kann doch nicht noch länger warten, um zu sagen, was ich zu sagen habe, nur weil ich noch mehr zeitlichen Abstand haben will. Solange ich nichts veröffentlicht habe, sind meine Kollegen berechtigt, anzuzweifeln, daß ich aus ehrlicher Überzeugung handele. Ich würde es an ihrer Stelle ebenfalls anzweifeln. Ich habe mir sagen lassen, daß Sie selbst kürzlich noch Nachforschungen über mich angestellt haben. Ich muß also jetzt um jeden Preis damit an die Öffentlichkeit treten. Ich halte es nicht mehr länger aus, für einen Kerl gehalten zu werden, der einen schlauen Dreh gefunden hat, um viel Geld zu machen. Was eben überhaupt nicht stimmt.»

«Wissen Sie, Jacques, 30 000 Fälle wirkt nicht seriös; besser wären 150 ausführlich beschriebene Fälle, die durch zusätzliche Untersuchungen gestützt werden.»

«Ich sage, was ich beobachtet habe, und das Labor kann mir auf diesem Gebiet überhaupt nicht helfen. Es handelt sich um winzige Störungen und nicht um eine deutliche Krankheit. Ich bin zwar kurzsichtig, aber das, was ich beobachte, ist so konstant, daß bei einer großen Zahl von Fällen die Anzahl zum Beweis wird. Entspricht das nicht dem Deduktionsschluß der Philosophen?»

Indem ich diese Unterhaltung berichte, ist mir klar, daß ich wiederkäue, bereits Geschriebenes wiederhole. Alles in allem handelt es sich ja nicht um einen Liebesroman, es ist ein Buch für den Kampf um eine Überzeugung.

«Seien Sie vernünftig. Es ist nicht möglich, daß andere es nicht schon längst gesehen hätten, wenn es Millionen von Menschen auf den Leib geschrieben wäre.»

«Natürlich haben andere es gesehen und beschrieben. Ich bin nur nicht einverstanden, was die Schlußfolgerungen angeht. Einer meiner Klienten, der soeben ganz gezielt abgenommen und so seinen Bauch verloren hat, hat mir eine kürzlich erschienene Nummer der amerikanischen Zeitschrift *Esquire* geschickt. Da steht: ‹If you take in fewer calories than you burn up, you'll loose weight. There is no way to get around this sad fact.›* Es ist nicht meine Schuld, wenn man seit Jahrhunderten offene Türen einrennt und dabei vergißt, sich um die Verbrennung zu kümmern. Die Dicken essen definitionsgemäß zu viel, weil sie mehr essen, als sie verbrennen. Das Problem besteht also nicht darin, zu wissen, ob sie zu viel essen oder zu wenig essen, sondern zu wissen, ob sie

* «Wenn Sie weniger Kalorien zu sich nehmen, als Sie verbrennen, dann werden Sie auch abnehmen, es gibt keine Möglichkeit, um diesen traurigen Tatbestand herumzukommen.»

gut oder schlecht verbrennen, und falls sie schlecht verbrennen, diesen Mangel zu beheben.»

«Das scheint logisch. Aber wie fördern Sie die Verbrennung?»

«Ich werde Ihnen die medizinische Broschüre schicken, die ich gleichzeitig mit diesem Buch zur Information meiner Kollegen drucken lasse. In der erwähnten Nummer des *Esquire* sind ganz bemerkenswerte Darstellungen der lokalen Übergewichtigkeit abgebildet, die haargenau dem entsprechen, was ich gesehen habe. Wissen Sie, mit welchem Kommentar? ‹Local corpulence. Some bad news. Stop worrying and learn to live with it.›* Ist es nicht meine Pflicht, laut das Gegenteil zu rufen, wenn ich meiner Sache sicher bin?

Unter meinen 1000 Karteikarten gibt es ungefähr 400 über Fälle mit nur einer Ursache der Fettsucht, die anderen sind Fälle von gemischter Fettsucht mit jeweils zwei oder mehr Ursachen, die die Form des Körpers gestaltet (oder mißgestaltet) haben. Unter den 400 Fällen von einfacher Fettsucht, mit denen ich natürlich angefangen habe, vor allem, da ich selbst dazu gehöre, gibt es so viele Fälle von lokaler Fettsucht wie alle Fälle von konstitutioneller, nahrungsbedingter und psychosomatischer Fettsucht zusammen. Ich kann doch nicht alle Betroffenen ohne Hoffnung in den Händen von Gaunern lassen, wenn ich Beweise habe, daß man ihnen helfen kann?

«So gesehen haben Sie recht. Aber persönlich riskieren Sie dabei viel.»

«Ich weiß es, aber ich mache es trotzdem.»

Kehren wir nach dieser Erholungspause wieder zu der lokalen Fettleibigkeit zurück.

---

* «Lokale Fettsucht. Schlechte Neuigkeiten. Hören Sie auf, sich den Kopf darüber zu zerbrechen und lernen Sie, damit zu leben.»

8
Alles über Bäuche und wie man sie los wird

Mit ihrem provenzalischen Akzent, neben dem unser Toulouser Akzent wie ein farbloser Verwandter wirkt, erklärt mir Frau N.: «Wenn mir die Nerven auf den Magen drücken, dann fühle ich, wie ich sie mir runterschlucke, und dann werde ich dicker, werde dicker, man meint fast, ich würde platzen, du lieber Gott!»

Sie schlägt mit kraftvoller Hand auf ihren Hängebauch. Entkleidet, wirkt sein Hervorspringen noch ergreifender: oben stellt er die vier Seiten eines regelmäßigen Sechsecks dar, während sich der untere Teil rundlich nach den Schenkeln hin verliert. Das Fett ist dicht und hart, und der Nabel, weit geöffnet durch die Spannung, hat die Form eines Trichters angenommen, als ob Frau N. von dort her das Fäßlein mit dem guten Rosé der Provence auffüllen würde. Der Rest des Körpers ist, von Kleinigkeiten abgesehen, normal.

«Das ist es, was mir Komplexe macht. Man fragt mich: ‹Sagen Sie, Madame, wann kommt das Kleine?› – Das Kleine? Sie wollen mich wohl zum Weinen bringen! Ich habe ja schon vier davon zu Hause. Die Schwierigkeiten, die sie mir machen, reichen mir schon.»

«Sie sind also schwierig?»

«Und ob! Und deswegen nehme ich auch zu. Jedesmal wenn ich mir wegen ihnen Sorgen mache, geht es wieder los und meine Galle stellt sich auf den Kopf, ich kriege Migräne, ich erbreche und nehme ein Kilo zu. Es ist sicher die Leber.»

«Und wie ertragen Sie Majonäse und fette Soßen?»

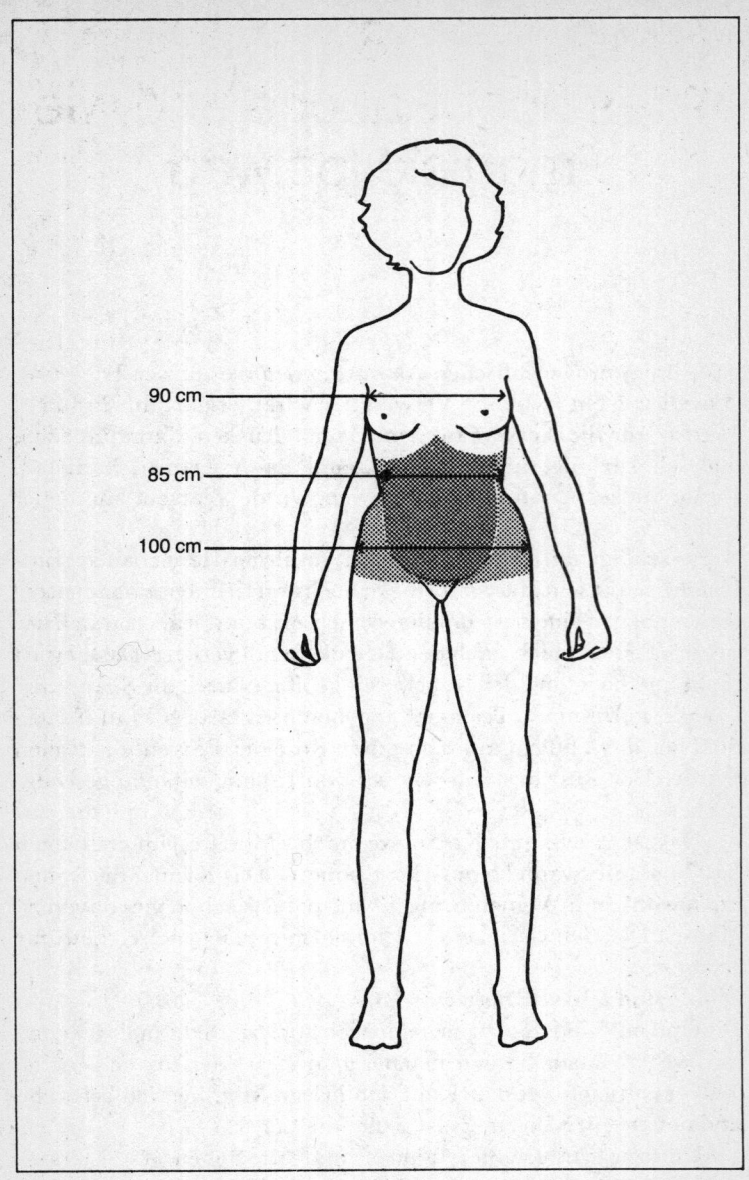

90 cm

85 cm

100 cm

«Wenn zu Hause alles gut geht, vertrage ich alles. Wenn es nicht gut geht, wird mir schon von einem Glas Wasser schlecht.»

«Haben Sie Schmerzen?»

«Da, die Leber, und der Kopf.»

«Es tut mir leid, aber ich muß Ihnen widersprechen. Es ist nicht die Leber, es sind Ihre Nerven. Denn wenn es die Leber wäre, würden Sie niemals gebratenes Fett oder andere fette Nahrung vertragen. Nur wenn Sie abgespannt oder gereizt sind, haben Sie eine Kolik.»

«Das stimmt. Und das kommt häufig vor.»

«Sie können übrigens selbst sehen. Legen Sie sich bitte hin. Die Leber ist hier rechts unter den Rippen. Spüren Sie etwas?»

«Nein.»

«Und hier ist es, wo sich alles zusammenzieht.» Ich drücke ein wenig höher, links, unterhalb des Brustbeins am Bogen der unteren Rippen.

«Das stimmt. Hier tut's mir weh. Sie sind ein Hellseher!»

«Ich bin kein Hellseher, ich bin Arzt. Die Medizin ist so. Sie erklären mir, wo es Ihnen weh tut. Ich stelle eine Diagnose: abdominale Fettleibigkeit, nervöser Ursprung, und ich untersuche Sie anschließend, um meine Diagnose zu bestätigen. Und sie stimmt, wenn ich mich nicht irre.

Alle Frauen und Männer wie Sie haben den gleichen Fettansatz am Bauch, alle sind empfindlicher gegenüber nervösen Störungen als gegenüber Störungen der Ernährung, alle haben falsche Gallenkoliken mit heftiger Migräne, meistens am Hinterkopf, die bis zum Erbrechen führen kann, und alle haben einen schmerzhaften Druckpunkt über dem Solarplexus. Und niemand von ihnen kann seine Ernährung beschuldigen, weil niemand von ihnen zuviel ißt.»

«Das sage ich auch meinem Doktor. Er will mir nicht glauben. Und wenn ich anfange, diät zu leben, fühle ich mich ganz schwach, ich werde nervös und werde noch dicker. Sogar wenn ich eine Gallenkolik habe, nehme ich nicht ab.»

«Weil Sie dann schlecht verbrennen, daher werden Sie dikker.»

Ich erkläre ihr, daß eine Fettleibigkeit wie die ihre zwei Ursachen hat, die zusammentreffen: zum einen eine Verminderung des Stoffwechsels, die die normale Verbrennung der Nahrung stört, und zum anderen eine lokale Ursache, die den Ansatz des Fettes gerade an diesem Ort hervorruft.

«In Ihrem besonderen Fall lenken Sie Ihre Spannungen auf Ihren Solarplexus. Sie verstehen doch, nichts kommt von nichts, und es ist nicht der Heilige Geist, durch den Sie das Fett ausgerechnet auf dem Bauch haben, während es bei Ihrer Nachbarin am Gesäß sitzt.»

«Und das läßt sich ändern?»

«Ganz sicher.»

«Wie?»

«Erstens müssen Sie normal essen, jedoch pro Mahlzeit nur eine Scheibe Brot. Zweitens werde ich Ihnen ein Medikament in langsam steigender Dosierung verschreiben, um Ihre Verbrennung zu erhöhen und damit wieder zu normalisieren. Drittens werden Sie ein spezielles Medikament einnehmen, um den Einfluß Ihrer Nerven auf den Solarplexus zu mildern. Das ist doch einleuchtend, oder?»

«Kommt so ein Fall wie meiner selten vor?»

«Nein, sehr häufig. Leute wie Sie, die gespannt, reizbar und nervös sind, reagieren auf zwei verschiedene Weisen: entweder sie essen mehr und verbrennen weniger, und in diesem Fall setzen sie überall Fett an, oder aber sie verbrennen weniger und setzen nur da Fett an, wo ihre Nerven sich bemerkbar machen. Und bei Ihnen ist das der Bauch.»

«Ich dachte, ich hätte nur noch die Möglichkeit, mir alles da wegschneiden zu lassen.» Sie klopft von neuem auf ihren Bauch.

«Das ist keine Lösung. Man kann Ihnen tatsächlich das Fett auf diese Weise entfernen, und mit den heutigen chirurgischen Techniken hinterläßt das praktisch keine Narbe. Aber das würde nicht die Ursache heilen. Also würden Sie wieder Fett fabrizieren. Eine Operation ist erwägenswert bei Leuten, bei denen die Bauchdecke vorher zum Beispiel durch eine Schwangerschaft in Mitleidenschaft gezogen worden ist; was überdehnt worden ist, kann sich nicht von selbst wieder zusammenziehen. Aber in Ihrem besonderen Fall, wenn Sie langsam abnehmen und gleichzeitig normal essen, wird Ihre Haut nicht nachgeben, sie wird mitmachen, und Sie brauchen sich nicht unters Messer zu legen.»

«Wieviel werde ich abnehmen?»

«In einem Fall wie dem Ihren entsprechen 2 cm Taillenumfang ungefähr einem Kilo. Ihr Taillenumfang ist 55 cm. Im Verhältnis zu Ihrem Becken, das mit 100 cm ungefähr normal ist, müßte der Umfang 30 cm weniger betragen, das heißt 70 cm. Sie haben also 15 cm zuviel, das heißt also etwas mehr als 7 Kilo.»

«Ich wiege 68 Kilo. Weniger 7 macht 61 Kilo. Das ist viel. Ich habe nur 56 gewogen, als ich geheiratet habe.»

«Ja, aber Sie haben 4 Kinder, und Sie sind 12 Jahre älter. 1 Kilo pro Kind, 1 Kilo für 10 Jahre, die Rechnung stimmt.»

Frau N. verabschiedet sich. Ihren Bauch nimmt sie vorläufig noch mit.

«Wenn ich mich über irgend etwas ärgere, dann ist es, als bekäme ich einen Faustschlag in den Magen. Mein Magen schwillt an. Ich habe das Gefühl, wenn ich richtig aufstoßen könnte, die Luft loswerden, dann würde mich das erleichtern. Aber ich kann nicht einmal das. Sehen Sie sich doch bloß diesen Bauch an.»

Herr G. liegt auf dem Untersuchungstisch. Sein Bauch erhebt sich noch höher als der von Frau N.

«Seit wann haben Sie Magenbeschwerden?»

«Das ist schon lange her, ich erinnere mich nicht mehr genau. Es fing an mit Brennen. Jetzt habe ich keine Schmerzen mehr, ich schwelle an, besonders, wenn ich Sorgen habe.»

Da haben wir's wieder. Die gleiche Geschichte, Version nervöses Luftschlucken. Der gleiche schmerzhafte Druckpunkt über dem Solarplexus, die gleiche sechseckige Fettschicht, die gleiche normale Ernährung.

«Dabei trinke ich nie Mineralwasser.»

«Wissen Sie, einige Kubikzentimeter Gas im Mineralwasser können niemals eine solche Rolle spielen, verglichen mit der Luft, die beim Essen in Ihren Darm hereinkommt und wieder hinausgeht, oder mit der enormen Gasmenge, die normalerweise bei der Verdauung entsteht. Ich glaube im Gegenteil, daß das Gas der kohlensäurehaltigen Getränke das Aufstoßen erleichtert. Auf jeden Fall liegt das Problem nicht hier. Es liegt im Einfluß Ihrer Nerven auf Ihren Magendarmkanal durch den Solarplexus.»

Was für Frau N. gilt und für Herrn G., gilt für viele Leute in unserer Zeit, die ihre Leber, ihren Magen oder auch ihren Dickdarm für die Ursache schmerzhafter Krämpfe und plötzlicher Durchfälle halten, die in Wahrheit jedoch mit der Ernährung nichts zu tun haben, sondern unmittelbar durch Ärger oder Schwierigkeiten hervorgerufen werden und die oft mit der beschriebenen Fettschicht auf dem Bauch einhergehen.

Die Hälfte der Karteiblätter, auf denen eine abdominale Fettleibigkeit verzeichnet ist – ungefähr 100 Blätter von 1000 –, erzählen ähnliche Geschichten. Die andere Hälfte, Sie können es bereits erraten, Sie, die Sie anfangen zu verstehen. Nun wohl, die andere Hälfte besteht aus organischen Fällen, das heißt Fällen, bei denen ein Schaden eines bei der Verdauung beteiligten Organs besteht, ohne nervösen Einfluß. Jede Krankheit des Verdauungstraktes hat bei Menschen mit einer Disposition zur schlechten Verbrennung eine entsprechende Fettablagerung zur Folge.

Es ist wichtig zu erkennen, welches Organ erkrankt ist, da das Ergebnis der Schlankheitskur vom Ergebnis der Behandlung dieses Organs abhängt. Eine wichtige Diagnosehilfe besteht darin, festzustellen, welche Nahrungsmittel nicht vertragen werden.

«Wie vertragen Sie Eier und Soßen?»

«Schlecht, am nächsten Morgen habe ich einen üblen Geschmack im Mund, dumpfe Kopfschmerzen, etwas Durchfall und der Stuhl ist hell.»

«Dann ist es Ihre Leber. Wie vertragen Sie gewürzte Speisen, Essig, unverdünnten Wein.»

«Schlecht. Ich bekomme sofort Magenbrennen.»

«Sind Sie nervös?»

«Nein.»

«Wie ist Ihre Verdauung?»

«Da habe ich keine Probleme.»

«Mit einem Bauch, wie Sie ihn haben, ist das nicht möglich. Entweder Sie übertragen im psychischen Sinne Ihre Sorgen auf Ihren Verdauungstrakt – was bei Ihnen tatsächlich nicht der Fall zu sein scheint – oder aber Sie verdauen schlecht. Dabei müssen

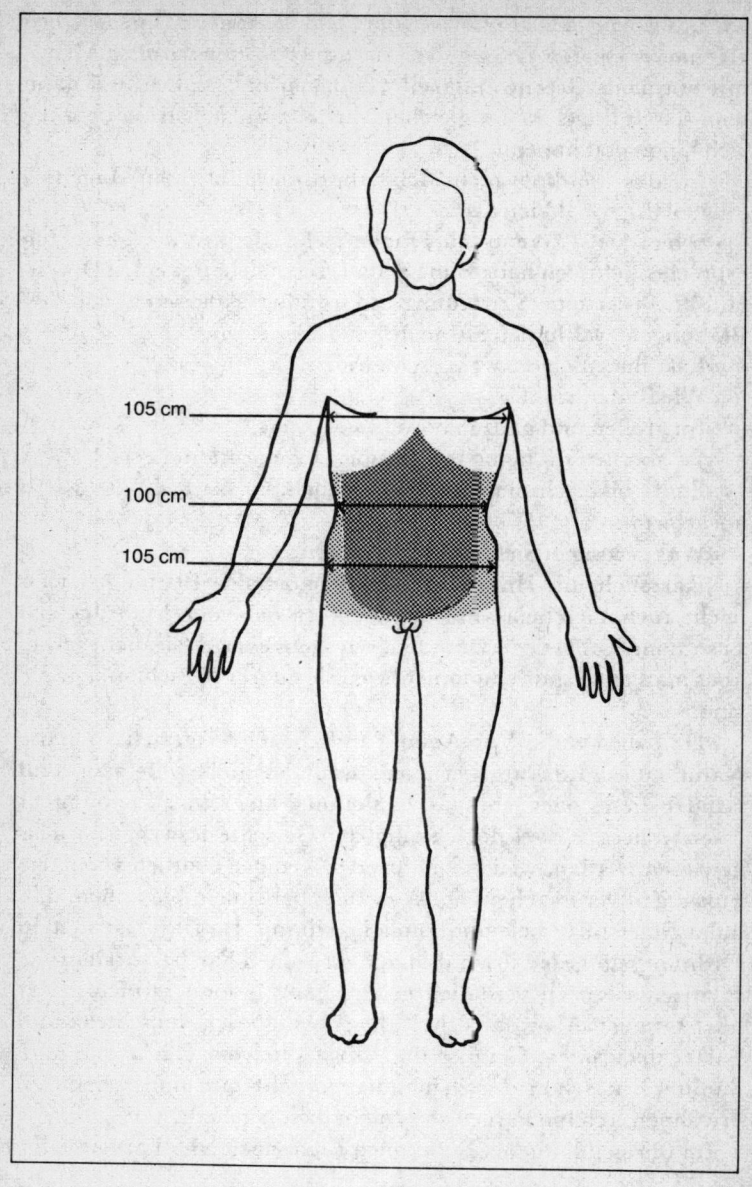

105 cm

100 cm

105 cm

wir uns über die Definition einigen. Gut verdauen nenne ich, sich zu einer normalen Zeit an den Tisch setzen, eine normale Menge mit normaler Geschwindigkeit essen, normal trinken und dann vom Tisch ungefähr im gleichen Zustand aufstehen, in dem Sie sich hingesetzt haben.»

«Ah, das allerdings nicht! Ich habe das Gefühl, mein Magen sei aufgebläht, sobald ich esse.»

«Sehen Sie! – Wenn ich Fragen stelle, denken die Leute: ich erbreche nicht, ich habe keine Schmerzen, ich habe keinen Durchfall, also ist meine Verdauung in Ordnung. Abgesehen von den Blähungen, was fühlen Sie noch?»

«Ich fühle mich ein wenig schläfrig.»

«Wie ist der Stuhl?»

«Im großen und ganzen normal.»

«Ja, aber wie oft täglich, ist er normal geformt und gefärbt?»

«Fünf- bis sechsmal am Tag, manchmal öfter. Er ist selten ausgeformt.»

«Was vertragen Sie am schlechtesten?»

«Kartoffeln und Hülsenfrüchte, ich habe sofort Blähungen, vielleicht auch noch Salat und Orangen; ich habe den Eindruck, die Fasern im Stuhl wiederzufinden. Übrigens esse ich sie nicht gerne, aber man hat es mir empfohlen, weil sie gut für die schlanke Linie sind.»

«Da haben wir's! Von Anfang an habe ich festgestellt, daß die Natur eine gute Ratgeberin ist: wenn es auch sein mag, daß Kinder dieses oder jenes Gericht einmal aus reiner Laune nicht essen wollen, so ist es doch häufig, daß Gerichte deswegen zurückgewiesen werden, weil sie mehr oder weniger deutlich verspürte Störungen verursachen. So ist es auch bei Ihnen. Sie ahnen, daß Salat Ihnen nicht bekommt, und das stimmt. Ihr Darm ist nicht in Ordnung, und Sie dürfen ihm auf gar keinen Fall harte oder rohe Pflanzenfasern zu verdauen geben, ganz besonders nicht Salat oder Orange. Aber da ist halt die geheiligte Diät aus Steak und Salat, aus grünem Gemüse und Obst. Wie viele Därme hat man damit nicht schon durcheinandergebracht, um nur meinen zu erwähnen. Ich bin immer noch nicht davon geheilt.

Im übrigen hat ganz Frankreich Blähungen oder hatte welche.

Nach den Einschränkungen der Besatzungszeit, die durch ihre Mangelerscheinungen unangenehm waren, aber nützlich, was die Verdaulichkeit angeht – ich denke ganz besonders dabei ans Kleiebrot, das einen hohen diätetischen Wert hat, im Gegensatz zu seinem abschreckenden Äußeren –, nach der Besatzungszeit also haben die Franzosen mit Jubel und Übertreibung die Freuden der fetten Küche wiederentdeckt. Zwei Jahre später grassierten die Übergewichtigkeit und die Leberschäden wie eine Volksseuche. Daraufhin dachte man die Notbremse ziehen zu müssen, und ganz Frankreich machte sich an Salate und Gemüse, und jetzt geben die Därme nach. Aber da die äußeren Anzeichen sich in Grenzen halten, machen die wenigsten sich Sorgen darüber, und Aufgetriebensein, Schläfrigkeit und Blähungen gelten von jetzt an als normale Begleiterscheinungen der Verdauung. Was jedoch falsch ist und die erkleckliche Anzahl von schönen Bauchansätzen erklärt, die man an unseren Stränden sehen kann. Ich muß hinzufügen, daß kalorienarme Diät und Hungerkuren in hohem Maße für die Schädigung des Darmes mitverantwortlich sind, denn bei dieser Diät stehen Gemüse, rohe Salate und faserreiche Früchte im Vordergrund, da sie am wenigsten Kalorien haben. Ihr ergebener Diener weiß einiges davon zu berichten.»

«Dann ist es aussichtslos. Die einzigen Dinge, die mir gut bekommen außer Fleisch, Fisch und Käse sind Reis, Nudeln und gedämpfte Äpfel.»

«Daran können Sie sehen, daß die Natur wirklich eine gute Ratgeberin ist und daß Sie ganz alleine herausgefunden haben, was für Sie das Richtige ist.»

«Ja, was mich aber gleichzeitig auch dick macht.»

«Was Sie dick macht, ist die schlechte Verdauung in Ihrem Dickdarm, zumindest was Ihren Bauch betrifft. Sie müssen also das weglassen, was Ihren Dickdarm reizt: das heißt, alle harten Pflanzenfasern, Kartoffeln und Hülsenfrüchte. Hätten Sie eine geschädigte Leber, dann müßten Sie alle fetten Speisen weglassen, wären Sie magenleidend, alles, was scharf ist. Es versteht sich von selbst, daß Sie sich nicht mit Nudeln vollstopfen dürfen unter dem Vorwand, daß Sie sie gut verdauen, weil sie in diesem Fall zwar

Ihren Bauch verlieren würden, aber sie würden sich eine Freßfettleibigkeit am Oberkörper zulegen.»

«Wenn ich die Pflanzenfasern weglasse, habe ich keine Vitamine mehr.»

«Es handelt sich hier um große Pflanzenfasern, aber Sie können sehr wohl Fruchtsäfte trinken. So bekommt Ihnen zwar Tomatensalat nicht, Tomatensaft ist dagegen eine ausgezeichnete Sache für Sie.»

«Ich werde also meinen Bauch verlieren?»

«Natürlich, falls Sie gut verdauen. Dazu ist nötig, daß Sie erstens die diätetischen Anweisungen befolgen, die ich Ihnen gebe. Ich betone, Diät, was die Qualität, nicht was die Quantität betrifft. Diät bedeutet, Wahl des richtigen Nahrungsmittels, und nicht, weniger essen. Zweitens, daß ich das beste Medikament gegen die Entzündung Ihres Darmes finde und das dann auch zur Verringerung der Darmgase führen wird. Drittens, daß ich ganz vorsichtig Ihre Verbrennung verbessere und daß Sie Ihre Ernährung auf 2000 Kalorien einstellen, um das überflüssige Fett zu verbrennen.»

Die Behandlung der lokalen Fettleibigkeit mag geradezu monoton erscheinen: sie beruht auf einer grundlegenden Zweiheit: sichern, daß der Verbrauch höher ist als die Zufuhr, was für alle Fälle von gestörter Verbrennung gilt, und zweitens, das Abmagern in der betroffenen Zone ermöglichen, indem man auf die dort wirksame Ursache einwirkt. Diese Therapie ist für den Arzt eine fesselnde Aufgabe, da die Ursachen sehr verschiedenartig sind und der erfolgreiche Ausgang von seiner Fähigkeit abhängt, sie herauszufinden und zu heilen. Man hat mich oft gefragt, warum ich die Rezepte zur Beschleunigung der Verbrennung nicht in den Handel bringe, weil diese Seite der Angelegenheit dadurch für den Patienten etwas Geheimnisvolles hat. In Wirklichkeit handelt es sich um äußerst einfache Rezepte, die jeder Apotheker herstellen kann, und ihre einzige Originalität besteht in der schwachen Dosierung. Die Schwierigkeit liegt also nicht hier, sondern in der Tatsache, daß ohne eine genaue Diagnose der zugrunde liegenden Störung oder der Störungen die Behandlung nicht oder kaum wirksam wird.

Ich möchte auch nicht, daß die «Papageien vom Dienst» sie ihren Freundinnen beim Tee empfehlen können. *Die Leitung der Behandlung gehört in die Hände eines Arztes und muß dort verbleiben, er allein ist imstande, die Diagnose der Ursache zu stellen.*

Und das ist nicht immer leicht. So zum Beispiel bei der Fettleibigkeit der Alkoholiker. Wasser hat zwar null Kalorien – es kann im Verhältnis zur getrunkenen Menge auftreiben, die Gewebe aufschwemmen, wenn man nach zu salzigen Mahlzeiten den Durst damit löscht, aber es kann sich auf keinen Fall in Fett verwandeln –, der Alkohol dagegen ist ein kalorienreiches und gefährliches Nahrungsmittel. Wohl wenige wissen, auch wenn sie sich sonst in der Diätetik gut auskennen, daß ein Glas Wein drei bis vier Stück Zucker entspricht, und wenn auch der Whisky nicht einen so schlechten Ruf hat, was seine Toxizität betrifft, wie andere scharfe Getränke, so ist er doch gefährlich durch seinen Kalorienreichtum. Darum, hinter einem dicken Bauch heißt es auch den Trinker suchen, weil er es durch sein Trinken ermöglicht, daß die Zufuhr den Verbrauch bei weitem übersteigt. So kommt es zu Gewichtszunahme, weil er durch das Trinken langsam seine Leber und das Pankreas ruiniert und dadurch die Lokalisation des Fettes am Bauch hervorruft.

Es kommt vor, daß die Diagnose leichtfällt: ein gemütliches rotes Gesicht, eine rotgeäderte Nase, eine übertriebene Freundlichkeit, die Augen etwas hervortretend, der Bauch oben stark vorspringend, mit gespannter, glatter, von Venen durchzogener Haut über der Leber, die Rippen nach außen gebogen, der Rest des Körpers normal, das ist der normale Weintrinker, wenn man ihn noch rechtzeitig erwischt, bevor die Zirrhose beginnt, die das Fett auffrißt und den Bauch mit Wasser füllt. Dann hat man noch eine gute Chance, ihm zu helfen: Entziehungskur. Abmagern.

. Aber der heimliche Alkoholiker, der nichts zugibt, der behauptet: «ich trinke von Zeit zu Zeit doch bloß einen kleinen Whisky», wo doch alles beweist, daß er nicht einen trinkt, sondern zwölf; ich glaube nicht, daß es zu den Aufgaben und Möglichkeiten des Arztes zählt, ihn zu behandeln. Zwischen dem Behandelnden und dem Behandelten muß eine gegenseitige Loyalität bestehen, conditio sine qua non.

Eine Klientin in den Fünfzigern, sehr elegant, sportliche Erscheinung, weicht seit einer halben Stunde meinen Fragen aus, sie dreht und wendet sich. Noch habe ich sie nicht geradeheraus gefragt. «Trinken Sie, und wenn ja, was?»

Ich möchte sie dazu bringen, es mir direkt zu sagen, weil das Geständnis notwendig ist. Ich weiß, daß sie trinkt und daß sie zuviel trinkt, trotz geschickten Schminkens, das die Stigmata des Trinkens auf ihrem Gesicht verbirgt; um sie herum schwebt, vermischt mit ihrem Parfüm, ein scharfer Hautgeruch, den ich nicht genau definieren könnte, den ich aber unter Tausenden herausfinden würde, vermodert und süßlich zugleich, der Geruch des Durchtränktseins vom Alkohol. Dank ihm stelle ich die Diagnose des Trinkers mit hundertprozentiger Sicherheit und verbundenen Augen. Meine Geduld verläßt mich, die Klientin wird es nicht zugeben. Also dann, brutal: «Wieviel Whiskies trinken Sie pro Tag, zehn, zwölf? Und was für andere alkoholische Getränke?»

Künstliche Empörung: «Aber Herr Doktor! Ich trinke wie alle Leute ein Glas Wein zu den Mahlzeiten und einen Whisky oder ein Glas Champagner, wenn Freunde zu Besuch sind.»

«Ich werfe Ihnen nicht vor, daß Sie trinken, ich will wissen, wieviel Sie pro Tag trinken, denn ich weiß, daß Sie trinken und daß Sie zuviel trinken. Wenn Sie meinen, daß ich mich irre, können Sie von mir aus gerne gehen.»

Sie gibt nichts zu, weigert sich, über das Trinken zu sprechen – aber gehen will sie auch nicht. Und ich begehe den Fehler, in eine Behandlung einzuwilligen, natürlich mit der Anweisung, den Alkohol einzuschränken – die sie nicht befolgen wird –, mit Medikamenten für ihre Leber – der von nun an sowieso nichts mehr helfen wird –, und mit Kapseln, die eine inaktive, zuckerähnliche Verbindung enthalten, ein Placebo. Dies alles soll bezwecken, bei ihr einen psychischen Schock auszulösen, ohne ein Risiko einzugehen.

Es kam, was kommen mußte. Acht Tage später, das Telefon klingelt, schroffer Ton. «Hallo? Hier ist Frau Soundso, Herr Doktor Moron?»

«Am Apparat.»

«Sagen Sie, was ist eigentlich in Ihren Kapseln enthalten? Ich bin krank, habe Gallenkoliken und zittere am ganzen Körper. Haben Sie vielleicht die Absicht, mich umzubringen?»

«Das werden Sie schon ganz allein besorgen, mich brauchen Sie dazu nicht.»

«Nur Ihre Medikamente sind daran schuld, sie sind viel zu stark. Ich hatte Ihnen doch extra gesagt, daß ich sehr empfindlich bin.»

Mir kommt die Galle hoch: «Kein Wunder! Bei den Mengen an Alkohol, die Sie in sich hineinschütten!»

«Ich lasse Ihre Medikamente analysieren und verklage Sie.»

«Machen Sie nur. Sie, die Sie noch nicht einmal einem Arzt unter vier Augen sagen wollen, daß Sie trinken, müssen es dann wohl in aller Öffentlichkeit dem Staatsanwalt mitteilen. Das Schauspiel ist es wert, daß man es sich ansieht.»

Ich habe nichts mehr davon gehört; es ist aber wahrscheinlich, daß sie viel von mir spricht «zwischen zwei Gläschen».

Es scheint mir erforderlich, unter den verschiedenen Arten der abdominalen Fettleibigkeit noch eine Art hervorzuheben, die bei Frauen durch Verstopfung verursacht wird. Zwar ist ihre gewichtsmäßige Bedeutung gering, sie beträgt nicht mehr als 2 Kilo, aber sie macht ihren Trägerinnen so viele Sorgen! Es wird niemanden verwundern, daß ich Abführmittel streng verurteile. Das Abführmittel ist für die Obstipation, was die niederkalorische Diät für die Verbrennungsfettsucht ist: eine trügerische Scheinlösung, die die Dinge verschlimmert, weil sie das Problem nicht löst, und die man endlos weiterbenutzen muß bei dauerndem Wechsel des verwendeten Medikamentes, und die letzten Endes die Verstopfung noch verstärkt, weil die dadurch hervorgerufenen Reizstühle die Schädigung des Darmes immer mehr verschärfen.

Die alten Autoren, für die die Medizin etwas anderes war als «Sie sind verstopft, nehmen Sie doch abends zwei Dragees von dem oder jenem», bestanden auf einer Sitzung zu festgesetzter Stunde, vorzugsweise morgens während der Garderobe (warum nur gebraucht man solch charmante Ausdrücke nicht mehr?), auf dem regelmäßigen Verzehr von Vollkornbrot, im Gegensatz zum Weißbrot, dem seine wesentlichen Bestandteile fehlen, auf der

Verteilung des Essens auf mehrere Mahlzeiten, um eine gleichmä-
ßige Verteilung des Stuhles im Darm zu erreichen, und auf der
Anwendung kleiner Einläufe, die man heute durch Suppositorien
ersetzen kann, um das zu erreichen, was sie eine «gedeihliche
Abführung» nannten.

Ich weiß sehr wohl, daß alle diese Ratschläge altmodisch erscheinen in einer Welt von eiligen Menschen, wo man es für
bequemer hält, eine Pille zu schlucken, als sich einer Disziplin zu
unterwerfen, so einfach diese auch sein mag. Dauernd höre ich mir
Bemerkungen an wie: «Ich kann Zäpfchen nicht ausstehen!»

«Mag sein, aber Ihr Darm kann Abführmittel nicht ausstehen,
und, Sie können mir glauben, das ist wichtiger. Es ist besser, Sie
überwinden Ihre Abneigung, als daß Sie Schritt für Schritt Ihren
Darm verderben. Ich habe die Abführkrankheit schließlich nicht
erfunden.»

9
Das Jahrhundert
der Dicken

oder
Die sitzende Lebensweise

«Herr Doktor, ich komme wegen meines Pneus.»

Mit beiden Händen packt er das überstehende Fett in beiden Flanken. Das Jackett springt unter dem Druck hervor, man hat tatsächlich den Eindruck, daß er unter seinem Hemd einen Rettungsring trägt. Es scheint wirklich so, daß Herr I. mit dem «Pneu» behaftet ist, eine bildhafte Vorstellung der Fettansammlung, die durch Bewegungsarmut entsteht.

Er entkleidet sich. Die Verteilung des Fettes ist charakteristisch und kann kaum mit derjenigen der konstitutionellen Fettsucht verwechselt werden mit ihren beidseitigen Fettpolstern hinten oder mit der Verdauungsfettsucht, die das Fettpolster nur vorne hat. Der Pneu, der Rettungsring, das sind die Bilder, die der Anblick hervorruft: die verdickte Haut wölbt sich über den Flanken, aufgeblasen wie ein Gummireifen. Der Anblick ist unschön, aber entspricht nur einer minimalen Gewichtszunahme.

«Meine Frau hat gesagt: ‹Mach, was du willst, aber laß dich entfetten.› Ich habe den Eindruck, überhaupt nichts dagegen machen zu können. Ich esse nicht mehr als vor meiner Heirat, aber ich habe mein Fahrrad mit dem Auto getauscht. Ich glaube, das ist es.»

In diesem Fall stimmt es. Viele Dicke meinen, ihre Verfettung von 20 oder 30 Kilo ginge auf den Mangel an körperlicher Bewegung zurück, so daß ich fast erstaunt bin einem zu begegnen, bei dem dieser Bewegungsmangel wirklich die einzige Ursache ist.

«Wie lange haben Sie schon ein Auto?»

«Seit fünf Jahren. Mit neunundzwanzig Jahren habe ich 73 Kilo

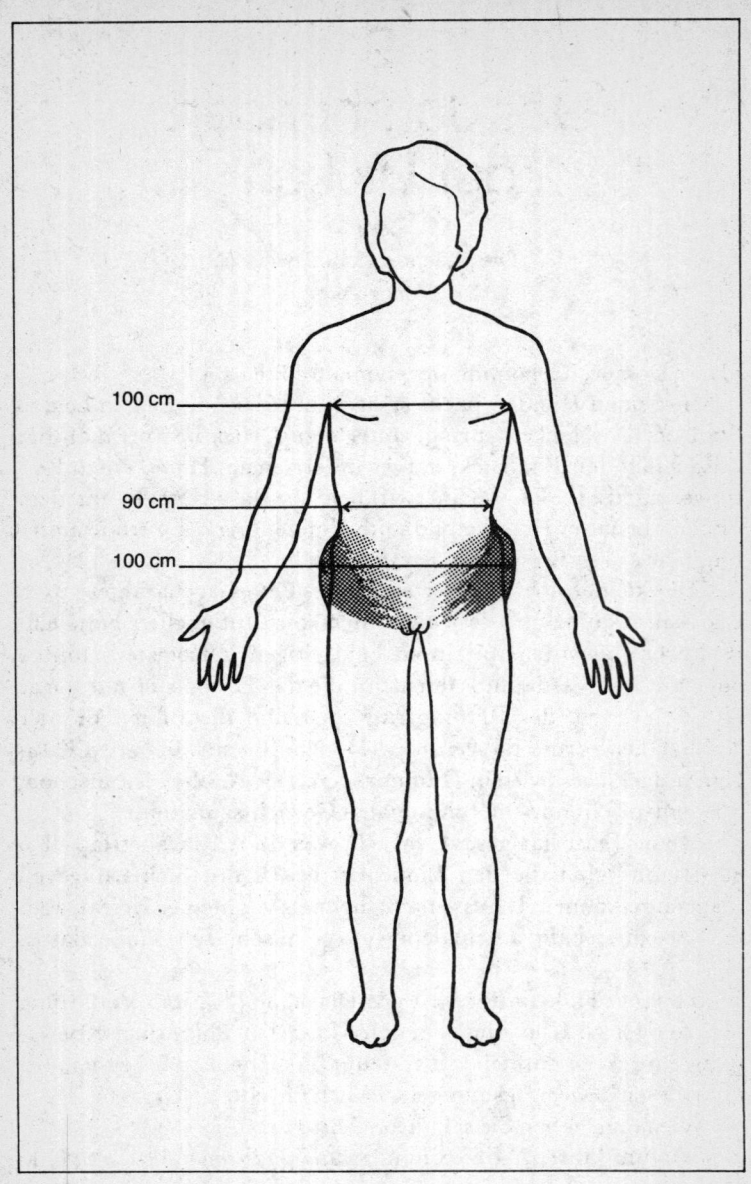

100 cm

90 cm

100 cm

gewogen bei ein Meter fünfundsiebzig, jetzt wiege ich 78. Alles hat sich hier angesetzt.»

Und wieder packt er mit beiden Händen seinen Pneu.

Das ist der übliche Tarif. Das ist der Preis, den Michel bezahlt hatte und den alle Sportler bezahlen, wenn sie aufhören. Das bedeutet am Anfang mindestens 150 Kalorien täglich, das heißt ungefähr 16 Gramm Fett pro Tag. Aber allmählich, auf Grund der Regel von der Angleichung des Verbrauchs an das Angebot, neutralisiert der Körper die Verminderung. Die Gewichtszunahme verlangsamt sich und hört auf.

Ich untersuche Herrn I. genauer, um mich zu vergewissern, daß es sich wirklich um Fettdepots handelt.

«Es kommt häufig vor, daß Leute wie Sie sich vorstellen, daß es Fett sei, während es sich in Wirklichkeit um Haut handelt, die durch eine Verkürzung der Wirbelkörper übereinandergefaltet ist. Das Autofahren, häufiges, langes Sitzen und auch das ganz normale Altern rufen bei vielen Menschen ein Zusammensinken der Wirbelkörper hervor, besonders in der Taillengegend. Sie wird kürzer, die Entfernung zwischen den unteren Rippen und dem oberen Rand des Beckens wird kleiner, die Haut faltet sich. Daher verbreitet sich der Körperumriß im Laufe der Zeit. Aber es handelt sich dann um eine einfache Faltung ohne Gewichtszunahme.

Man sieht auch falsche Pneus bei Frauen, die lange einen Hüfthalter oder ein Korsett getragen haben. Ein gesunder Zustand der Haut setzt voraus, daß die darunterliegenden Muskeln in Ordnung sind. Man braucht einen gesunden Muskel nur durch einen Leibgurt unterstützen zu wollen, schon wird er faul und schlaff. Daß man während der Schwangerschaft eine Leibbinde trägt, um das zusätzliche Gewicht tragen zu helfen, einverstanden; aber unter anderen Umständen: nein, vorausgesetzt, daß der Muskel normal ist.»

«Was soll ich tun? Ich habe Gymnastik gemacht, ohne Erfolg. Ich habe im Gegenteil den Eindruck, daß meine Taille immer dicker wird.»

«Ich glaube, daß man Abmagern und Gymnastik gleichzeitig betreiben muß. Gymnastik ist beim Schlanken viel wirkungsvoller als beim Fettleibigen, aber alleine genügt sie nicht. Bei drei Stunden pro Woche gewinnen Sie ungefähr 300 Kalorien, das heißt, Sie können Ihre Bewegungsarmut auf diese Weise ausgleichen. Das wäre also die richtige Lösung, um eine erneute Gewichtszunahme zu verhindern. Im Augenblick könnte sie Ihnen dazu dienen, um Ihre erschlafften Muskeln wieder zu festigen. Sie haben durch Verringerung Ihrer Verbrennung 5 Kilo zugenommen, ich werde Ihnen vorübergehend etwas helfen, aber die Hauptsache müssen Sie selbst machen, indem Sie weniger essen.»

«Man hat mir gesagt, daß Sie keine Hungerkuren verordnen. Ich möchte mir nichts absparen.»

«Beruhigen Sie sich. Es handelt sich darum, während Ihrer Behandlung Brot, Hülsenfrüchte und Alkohol wegzulassen. Ihre übrige Ernährung bleibt normal. Das ist nicht so schlimm! Sie haben keine wirkliche Verbrennungsfettsucht: Ihr täglicher Kalorienbedarf ist durch ihre geringere körperliche Tätigkeit kleiner geworden und nicht, wie bei den wirklich Fettsüchtigen, durch einen verringerten Grundumsatz. Ich habe daher keinen Grund, diesen zu beschleunigen.»

Ich habe einen Tag lang «geschwänzt», um die Ursache für die Gewichtszunahme einer Klientin zu finden. Während sie drei Schwangerschaften überstanden hatte ohne zuzunehmen, oder doch beinahe – 1 Kilo bei jeder, das bedeutet 3 cm Taillenumfang, was normal ist –, fing Madame T. an, dick zu werden, seitdem sie nicht mehr arbeitet und zu Hause bleibt, um sich um ihre Kinder zu kümmern. «Nicht mehr arbeiten» ist ein schlechter Ausdruck, denn bevor sie mit ihrer Arbeit aufhörte, saß sie acht Stunden pro Tag am Band in der Fabrik, und ihre Mutter kümmerte sich indessen um die Hausarbeit. Jetzt ist sie den ganzen Tag in Bewegung: Putzen, Küche, Wäsche, verschiedene andere Arbeiten. Sie hätte eigentlich abnehmen müssen, vor allem, da sie jetzt eher weniger ißt. Jedoch, sie hat zugenommen, wenig, aber deutlich, und das Fett verteilt sich um die Gürtellinie.

Langsam wird die Sache klar: Frau T. hat sich angewöhnt, nach dem Mittagessen eine kurze Siesta zu halten. Sie hatte bemerkt, daß sie am Anfang des Nachmittags schlecht arbeiten konnte, wenn ihr noch die Mahlzeit im Magen lag, und daß alles besser ging, wenn sie den Beginn der Verdauung durch eine kurze Ruhepause erleichterte. Das ist richtig. Nur die Franzosen bringen es fertig zu glauben, daß die Hauptmahlzeit mittags eingenommen werden muß und daß es schlecht sei, sich nach dem Essen hinzulegen, als ob es eine gute Stellung für die Verdauung wäre, mit zusammengedrücktem Bauch hinter einem Schreibtisch zu sitzen. Was die Physiologie angeht, hat Frau T. also recht, aber sie irrt, was die Gewichtszunahme betrifft: sich nach der Mahlzeit hinzulegen, führt zur Gewichtszunahme, aus Gründen, die ich zwar nicht kenne, aber ich kann es immer wieder feststellen.

Auf diese Weise nimmt eine beträchtliche Anzahl von Urlaubern zu während ihres Aufenthaltes in warmen Ländern. Mittags nichts essen und sich viel bewegen ist schlecht. Viel essen und schlafen ist es jedoch auch. Die Tugend liegt in der Mitte.

Aber das Mittelmaß, das Gleichgewicht ist nicht die Stärke des modernen Menschen, besonders was seine Lebensweise betrifft. Unser Jahrhundert ist das Jahrhundert der sitzenden Lebensweise. Alles ist darauf angelegt, Anstrengungen zu vermeiden, gleich welcher Art: Gehen, Gewichte tragen, Klettern, Rennen, Kampf gegen Hitze oder Kälte . . . ich stelle mir vor, wie der Mensch des Jahres 2000 aussehen wird, der seine Muskeln nicht mehr braucht: ein magerer Dickwanst. Mager, weil seine Ration synthetischer Kalorien so knapp wie möglich berechnet und weil seine unbenutzte Muskulatur weitgehend atrophiert sein wird; fett, weil trotz der wissenschaftlichsten Berechnungen die psychosomatischen Komponenten: die der Verdauung, der sitzenden Lebensweise und andere, zu unharmonischen Fettpolstern führen werden. Das hat übrigens schon begonnen. Ich kenne so ungefähr niemanden, so mager er auch sein mag, der nicht irgendwo etwas Fett zuviel auf seinem Körper sitzen hat.

Letzten Endes ist dieses Buch für alle interessant, wenn man nur zugibt, daß Abnehmen zuallererst *Behandeln* bedeutet.

10
Das gezielte Abnehmen an den Gliedmaßen

«Ich bringe Ihnen meine Tochter; wenn man sie sieht, könnte man meinen, sie sei irgendwie falsch zusammengebaut.»

Falsch zusammengebaut ist genau die Bezeichnung, nach der ich immer suchte, wenn ich Mädchen wie Nicole sah. Eine Dreierkonfiguration – Brustumfang 90, Becken 100, Taille 65 –, die den Regeln entspricht, und vier wurstförmige Gließmaßen, die an einigen Stellen bläulich, an anderen rosa und rot marmoriert sind und die nicht zu diesem Körper zu gehören scheinen, der sonst sehr graziös ist. Eine Puppe, der man beim Zusammenbau die Arme und Beine einer anderen, dralleren verpaßt hat.

Beim näheren Hinschauen wird der Gegensatz noch deutlicher. Wenn man die Haut über der Schulter zusammenkneift, ist sie frei beweglich, normal. Geht man dann den Arm entlang bis zu dem Punkt, wo die Gefäße des Armes in den Thorax einmünden, dann wird die Haut mit einemmal adhärent, völlig infiltriert. Äußerlich ist die Stelle, die diesem plötzlichen Wechsel entspricht, durch eine Stufe gekennzeichnet. Am Ansatz der unteren Gliedmaßen die gleiche Feststellung: die Haut an der Hüfte ist frei, dann, am Beginn des Schenkels, eine festhaftende, dichte, zellulitische, schmerzhafte Haut. Die Glieder scheinen in ihrer ganzen Länge in einem Futteral zu stecken, das sie verdickt und ihr Volumen vergrößert. Der Eindruck ist um so unschöner, als die rötliche Verfärbung die Verschiedenartigkeit noch stärker hervorhebt.

Ich bin einmal, ich weiß nicht wieso, eingeladen worden, als Jurymitglied an einer Schönheitskonkurrenz teilzunehmen. Eine der Teilnehmerinnen, eine dunkelhaarige Italienerin, übertraf die anderen bei weitem durch ihr hübsches, anziehendes Gesicht und die eigentliche Harmonie ihres Körpers. Aber ach! Die Glieder fielen völlig aus dem Rahmen: im Licht der Scheinwerfer wurde es vom Publikum nicht bemerkt. Als ich mit den anderen Mitgliedern der Jury nach jedem der Bewertungsläufe eine Karte hochhalten mußte, wurde mein Urteil von einem Pfeifkonzert erwidert. Ich hatte im Gegensatz zu den anderen Jurymitgliedern, die alle eine «8» oder «9» anzeigten, als einziger durchweg mit einer «4» gestimmt. Lina wurde trotzdem Königin, während der Zorn der Zuschauer gegen meine hartnäckige «4» den Höhepunkt erreichte. Bei dem folgenden Cocktail kam Lina zu mir: «Wissen Sie, ich bin Ihnen nicht böse, ich weiß nämlich auch, was mit mir los ist, und ich wollte auch eigentlich gar nicht mitmachen. Meine Freunde haben mich dazu gedrängt. Können Sie mich behandeln?»

«Ich glaube, ja. Sie werden keine perfekten Arme und Beine bekommen, aber es kann sehr viel besser werden. Es liegt an Ihrer kapillaren Durchblutung. Wann fühlen Sie sich wohler, im Sommer oder im Winter?»

«Ich fühle mich im Sommer wohler. Am Meer fühle ich mich übrigens auch wohl, das kommt sicher vom Jod.»

«Es liegt nicht am Jod, sondern an der Wärme, die die kleinen Haargefäße öffnet, die zwischen Ihren Arterien und den Venen liegen. Der Blutdurchfluß wird dadurch erleichtert, und Ihre Arme und Beine werden etwas schlanker.»

«Ja, aber das dauert nicht an. Sobald der erste Frost kommt, werden sie ganz steif. Beim Skilaufen werden meine Finger oft richtig weiß.»

«Das ist der gleiche Vorgang in der anderen Richtung; Ihre Blutgefäße ziehen sich zusammen und Ihr Blut fließt nicht richtig von den Arterien zu den Venen. Dadurch haben Sie früher wahrscheinlich auch Frostbeulen bekommen.»

«Das stimmt. Das hat ungefähr in der Pubertät angefangen. Ich hatte dauernd feuchte Hände und schwitzte an den Füßen. Ich dachte, es käme von den Strümpfen, weil ich wegen meiner blaugefrorenen Beine ständig welche trug. Und im Winter, selbst wenn es nicht sehr kalt war, hatte ich schmerzhafte Frostbeulen. Seit-

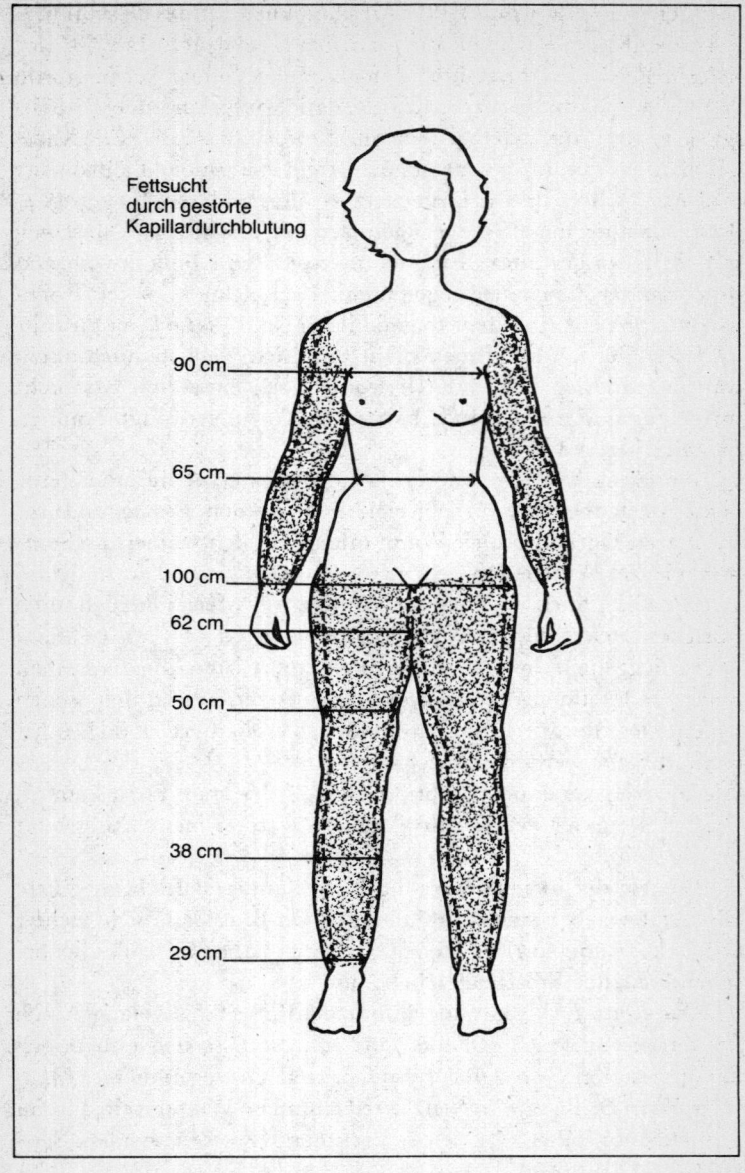

Fettsucht
durch gestörte
Kapillardurchblutung

90 cm

65 cm

100 cm

62 cm

50 cm

38 cm

29 cm

dem habe ich keine mehr gehabt, aber meine Arme und Beine sind immer dicker geworden. Was kann ich tun?»

«Zu allererst einmal nicht das Essen einschränken. Mit absoluter Sicherheit ist das Essen nicht die Ursache.»

«Das habe ich bemerkt. Weniger Essen nützt nichts, ich werde nur im Gesicht dünner, aber nicht an den Schenkeln.»

«Was Sie machen können, um Ihre Durchblutung zu beeinflussen ist, Salz möglichst zu vermeiden, damit Ihr Blut nicht eindickt, außerhalb der Mahlzeiten viel trinken, ein möglichst salzloses Wasser, um Ihr Blut flüssiger zu machen.»

«Und Körperübungen?»

«Völlig unwichtig. Leben Sie so, wie Sie es gewohnt sind. Dagegen können Sie sehr gute Erfolge haben mit einem alten Hausmittel, das man früher angewandt hat, um Frostbeulen zu behandeln, eine wirkliche Kapillargymnastik. Nehmen Sie zwei Behälter, den einen mit kaltem, den anderen mit heißem Wasser. Tauchen Sie Ihre Glieder ins kalte Wasser. Wenn sie kalt sind, tauchen Sie sie ins heiße Wasser, bis sie schön warm sind, und so fort. Es ist die beste Übung, die man sich vorstellen kann: Konstriktion, Dilatation, Konstriktion. Das ist übrigens auch der Zweck der Medikamente, die die Ärzte in solchen Fällen verschreiben: Medikamente, die die Gefäße erweitern und den Durchfluß in den Haargefäßen, der Brücke zwischen dem arteriellen und dem venösen System, erleichtern.»

«Ich habe bemerkt, daß meine Arme und Beine noch mehr anschwellen, wenn ich nervös bin oder irgendwie emotional berührt.»

«Natürlich. Das ist der Grund, warum Mädchen wie Sie bei schlüpfrigen Witzen erröten oder ihr Hals rote Flecken bekommt, wenn sie von einem Gefühl überwältigt werden. All das spiegelt die Instabilität Ihres Kreislaufes wider.»

«Wie kommt es dazu?»

«Meistens ist es familiär bedingt. Wenn Sie eines Tages eine Tochter haben werden, die in der Pubertät Frostbeulen bekommt, blaue Beine, und an den Extremitäten schwitzt, dann wird sie so sein wie Sie. Lassen Sie sie sofort behandeln.»

«Bei uns», sagt die Mutter von Nicole, «ist nur meine eine Tochter so. Meine andere Tochter sieht mehr aus wie ich. Bei ihr sind nur die Beine dick, nicht die Arme. Nicole war schon immer so; allerdings ist sie zwanzig Jahre alt und nicht verheiratet, während Alice schon zwei Kinder hat und fünf Jahre älter ist. Als sie so alt war wie Nicole, hatte sie nur ein paar hervortretende Venen an den Beinen, nicht mehr.»

«Sie sprechen da einige der Unterschiede an, die die kapillare zirkulatorische Fettsucht von der venösen unterscheiden, wie bei Ihnen oder Ihrer Tochter Alice. Während die kapillare Fettsucht sich in der Pubertät herausbildet und sich im Laufe der Zeit nicht verschlimmert, entwickelt sich die venöse, die immer erblich ist, in aufeinanderfolgenden Schüben. Diese Entwicklung ist abhängig vom Zustand der Venen, der sich von Schwangerschaft zu Schwangerschaft und von einer Venenentzündung zur nächsten verschlechtert. Dieser Prozeß verläuft um so schneller, als er in einen Teufelskreis einmündet. Der schlechte Rückfluß verursacht eine Zellulitis, und die Zellulitis, weil sie die Gliedmaßen abschnürt, verstärkt die Behinderung der Durchblutung. Die kleinen Venen werden empfindlich, platzen beim geringsten Stoß, und die Beine sind voll blauer Flecken.

Vergleichen Sie einmal Ihre Beine mit denen Ihrer Tochter. In beiden Fällen beginnen die zellulitischen Ablagerungen genau da, wo das Bein in den Rumpf übergeht. Aber Ihr Fett ist weich, weißlich und nicht hart und rot marmoriert wie bei Nicole. Weiterhin sind Ihre Arme untadelig. Ihre Maße sind übrigens etwas größer als die Ihrer Tochter: oberer Oberschenkel 65 cm gegenüber 62, mittlerer Oberschenkel 54 gegenüber 50, Waden 40 gegen 38, Knöchel 32 gegen 29. Die Gewichtszunahme ist aber ungefähr die gleiche.»

«Ist die Behandlung bei mir die gleiche?»

«Was die Diät angeht, ja: weniger Salz, viel Wasser, um auf das Blut einzuwirken. Was die Gymnastik der Gefäße betrifft, gilt das gleiche, aber mit einem grundlegenden Unterschied, Sie müssen am Ende kaltes Wasser nehmen.»

«Ich wollte Ihnen schon sagen, daß ich Wärme nicht vertragen kann, umgekehrt wie Nicole, die sich nur im Sommer wohlfühlt.

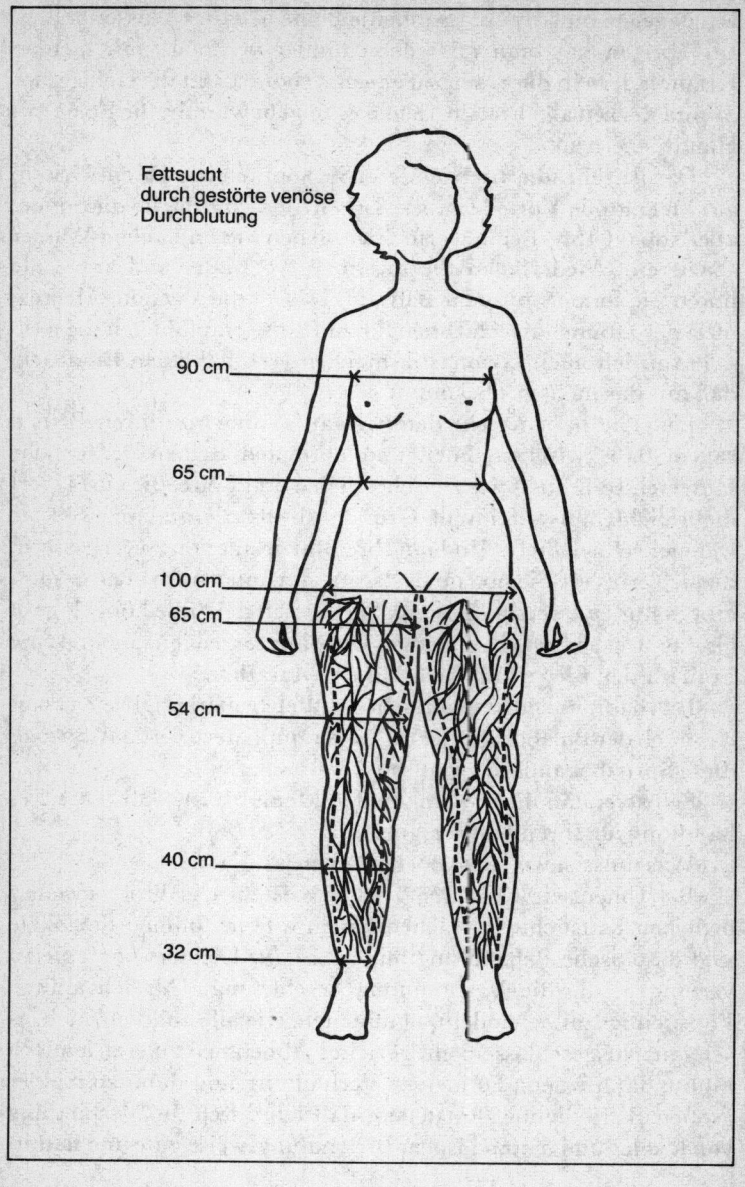

Fettsucht
durch gestörte venöse
Durchblutung

90 cm

65 cm

100 cm
65 cm

54 cm

40 cm

32 cm

Ich dagegen muß im August meine Beine in kaltes Wasser halten. Im übrigen hat man mir schon immer verboten, mit meinen Krampfadern in die Sonne zu gehen. Ich bin nicht die einzige: am Strand decken alle Frauen, denen es so geht wie mir, die Beine mit Handtüchern zu.»

«Das ist sehr übertrieben, denn Sie könnten von Ihrem Urlaub am Meer große Vorteile haben. Legen Sie sich ruhig in die Sonne, aber sobald Ihre Beine warm sind, gehen Sie im flachen Wasser spazieren. Wiederholen Sie das mehrere Male, und am Ende hören Sie immer mit dem Bad auf. Das ist die Version ‹Meeresufer› der Übung, die ich Ihnen für zu Hause empfohlen habe.»

«Muß ich auch Gymnastik machen? Ich habe den Eindruck, daß mir das nicht gut bekommt.»

«Und Sie haben recht damit. Man könnte von ihren Beinen sagen, daß zwischen ihnen und normalen Beinen der gleiche Unterschied besteht wie zwischen Seine und Loire: die eine lagert mehr Schlamm auf ihrem Grunde ab als die andere, weil sie weniger schnell fließt. Und um Ihre Blutzirkulation zu verbessern, die, ich erinnere Sie nochmals daran, von unten nach oben erfolgt, gibt es nur eine einzige Lösung: Sie müssen die Füße höher lagern als das Becken, um ein günstiges Gefälle zu erzeugen. Sie sind eine Frau für den Liegestuhl, nicht für ein Marathon.»

«Das habe ich selbst schon sehr deutlich bemerkt. Übrigens sagt das auch der Phlebologe, der meine Krampfadern verödet. Soll ich diese Spritzbehandlung weitermachen?»

«Selbstverständlich, wenn er der Meinung ist, daß diese Behandlung für Ihren Fall geeignet ist.»

«Was müssen wir sonst noch machen?»

«Bei Ihnen wie bei Ihrer Tochter besteht das Problem einer örtlichen Fettsucht. In solchen Fällen rate ich immer, die lokale und diätetische Behandlung mit einer ganz leichten Therapie zu verbinden, die die Verbrennung beschleunigt. Als ich anfing, Fettsüchtige zu behandeln, glaubte ich, wie alle anderen auch, es sei ganz ausgeschlossen, ein gezieltes Abnehmen zu erzielen. Ich mußte dann, zuerst zu meiner Verblüffung und dann zu meiner großen Befriedigung, feststellen, daß ich durch die Verbindung von lokaler und metabolischer Behandlungsweise gute und hauptsächlich auch konstante Erfolge erzielte. Alle die meiner Ansicht in diesem Punkte folgen, verzeichnen übrigens die gleichen Erfolge. Das gilt für alle Fälle von lokaler Fettsucht.»

«Und die Ergebnisse sind dauerhaft?»

«Ja, wenn Sie die Tatsache bedenken. daß die ideale Lösung darin bestünde, das Leitungssystem zu ändern, was wir nicht können. Sie werden also auf jeden Fall immer auf Ihre Durchblutung achten und sie behandeln müssen, wenn Sie vermeiden wollen, daß die gleichen Ursachen auch wieder die gleiche Wirkung haben, aber Sie werden den Teufelskreis durchbrochen haben: Zellulitis – schlechte Durchblutung, schlechte Durchblutung – Zellulitis. Und die Überwachung wird dann unendlich viel leichter sein.»

«Soll ich die Diuretika weiternehmen, die man mir verschrieben hat?»

Da haben wir es wieder! In neun von zehn Fällen nehmen Frauen, deren Füße anschwellen, abends Diuretikum ein. Als ob das in irgendeiner Weise etwas an dem Grundproblem ändern könnte.

«Es nützt Ihnen nichts, wenn Sie sich auch noch Ihre Nieren ruinieren. Wenn Sie ein Diuretikum nehmen, dann lassen Sie am Tag der Einnahme zwei Liter Wasser, aber am nächsten Tag kommt nichts mehr. Meinen Sie vielleicht, daß dieses ruckartige Vorgehen für Ihre Nieren gut ist? An den Wochentagen, an denen Sie arbeiten und lange auf den Beinen sind, lassen Sie wenig Urin. Am Sonntag, wenn Sie sich ausruhen, lassen Sie dreimal mehr. Ist das nicht der Beweis, daß Ihre ungenügende Urinausscheidung von Ihrer Blutzirkulation kommt und nicht von Ihren Nieren? Warum also verlangen Sie ihnen eine Arbeit ab, für die sie nicht zuständig sind?»

«Und die lokale Behandlung? Ich gehe wegen meiner Beine zur Massage. Soll ich damit weitermachen?»

«Das ist sehr nützlich als zusätzliche Behandlung. Aber es ist eine zweischneidige Waffe. Ich habe da schlimme Fehler gesehen: heißes Paraffin wurde auf variköse Beine gebracht, zellulitisch infiltriert, Schenkel wurden gewaltsam geknetet. Sicher packt einen die Rage, wenn man Ihre Schenkel sieht. Man hat den Eindruck, daß man, wenn man stark drückt, das Fett herauspressen könnte wie aus einem Schwamm. Es gibt aber nur eine Lösung, wie stets: die Ursache behandeln.»

Wenn man kann. Unglücklicherweise gibt es noch eine andere Art von Fettsucht der Gliedmaßen, bei der die medikamentöse Behandlung ohnmächtig ist. Es handelt sich ganz streng genommen nicht um eine Fettsucht, sondern um das, was wir ein Lymphödem nennen. Eine oder mehrere der Gliedmaßen sind in ihrer ganzen Länge oder auch nur zu einem Teil angeschwollen. Die Diagnose ist leicht: die Haut ist maximal gespannt, glänzend und weiß. Bei Druck taucht der Finger tief hinein und sein Abdruck bleibt lange sichtbar. Es handelt sich in Wirklichkeit um eine Mißbildung oder eine Kompression der Lymphgefäße; das ist eine Sache für den Chirurgen.

11
Der Reithosenspeck

Eine der großen Entdeckungen der Biochemie war in der letzten Zeit die antikonzeptionelle Pille für die Frau, die jetzt endlich selbst über eine Schwangerschaft bestimmen kann. Aber in neun von zehn Fällen verringert zur Zeit diese erwähnte Pille die Periode um ein beträchtliches Maß; diese Verringerung zieht unweigerlich eine Zellulitis in Reithosenform nach sich, die der Modeschöpfer nicht akzeptieren kann: «Wie soll ich gutsitzende Hosen für eine Frau machen, deren Becken mehr als ein Meter Umfang hat? Sollen sie doch abnehmen!»

Sie haben leicht reden, sie haben das Problem nicht. Für sie gilt, daß die Frau um so leichter zu bekleiden ist, je mehr sie wie ein Bindfaden aussieht. Das Empfinden des Ehemannes spielt keine Rolle; die Klientin folgt dem Diktat der Meister der Mode. Und da sie keine andere Methode kennt, unterwirft sie sich wahnwitzigen Diäten. So muß die Diät wieder in Ordnung bringen, was die Pille durcheinandergebracht hat; das gibt zwar keinen Sinn, aber genau das ist es, was alle tun, die unter dem Diktat der Mode leiden. Das Resultat ist beeindruckend. Betrachten Sie einmal die meisten der Mädchen, die «in» sind: Die Wangen, der Hals, die Schultern und die Arme werden fleischlos, und das ist auch völlig normal, weil sich dort in erster Linie das durch Essen gebildete Fett ablagert. So zeigt sich die Hungerdiät zu allererst einmal als Verwüsterin; die Zellulitis dagegen bleibt bestehen, weil die Ursache ja weiterhin ihre Wirkung zeitigt. Und wenn die Brüste zufällig der Aggression des Hungers entgehen, dann werden sie schändlich plattgedrückt,

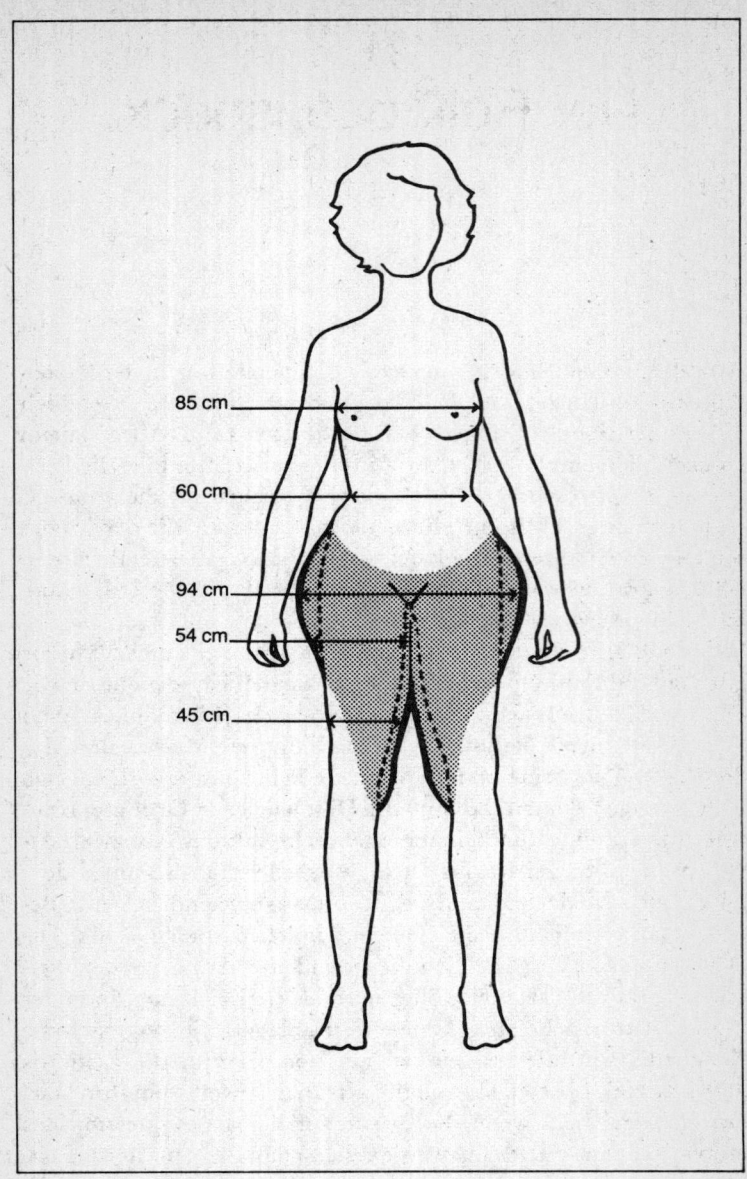

85 cm

60 cm

94 cm

54 cm

45 cm

oder sie werden zum Verschwinden gebracht, indem man die Schultern nach vorne zieht.

Wie soll die Rasse sich da nicht verändern?

Die drei Körpermaße eines jungen Mädchens heutzutage sind Brust 80, Taille 60, Becken 92, 48 Kilo bei 1,62 m.

«Ich kann so wenig essen wie ich will», sagt Susanne, «sehen Sie nur mal.» Sie kneift ihre Schenkel: die Hautfalte ist in der Tat ein wenig dick.

Ich kneife ihre Haut in der Gegend der Schlüsselbeine: «Aber sehen Sie einmal hier; hier sind Sie abgemagert.»

«Ich weiß, aber wie soll ich das ändern?»

«Gehen Sie vernünftig vor, Ihr gesamter Oberkörper steht unter dem Einfluß Ihrer Ernährung. Sie müssen also unbedingt normal essen.»

«Aber dann werde ich dick!»

«Nicht, wenn Sie zur gleichen Zeit die Ursache Ihrer ungenügenden Verbrennung behandeln, denn es ist richtig, daß Sie zur Zeit, wenn Sie normal essen, zunehmen und damit Ihren Reithosenspeck verschlimmern. Bevor Sie die Pille genommen haben, ist Ihnen das nicht passiert, also müssen Sie korrigieren, was die Pille bei Ihnen durcheinandergebracht hat. Dann können Sie essen, ohne zuzunehmen. Was für Sie gilt, gilt für alle Frauen, deren Regel gestört ist. Sie müssen zuallererst einmal das antikonzeptionelle Mittel finden, das Ihnen möglich macht, normal starke Regelblutungen zu haben. Wenn Sie es nicht finden können, dann ist es besser, Sie wechseln die Methode und benutzen zum Beispiel eine Spirale.»

Alle Frauen, deren Regelblutung sich verringert, sei es mit oder ohne Pille, entwickeln eine schwammige Fettsucht, die sich um ihr Becken herum verteilt wie bei Susanne. Ich sage «sich verringern», denn diejenigen, deren Regel sich nie geändert hat, haben keine solchen Schwierigkeiten, auch wenn die Periodenblutung nicht stark ist und auch nie stark gewesen ist.

«Ich habe meine Regel mit zwölf Jahren bekommen, sie war ganz normal; dann, während einer Englandreise, hat sie drei Monate lang ausgesetzt», erzählt mir Frau F.

Da sind sie wieder, die unvorhergesehenen Folgen des Kummers, eine neue Form der nervösen Fettsucht, die durch ein plötzliches Verschwinden der Regel bei emotionalem Schock hervorgerufen wird.

Man braucht jedoch nicht alle Regelstörungen auf hormonelle Störungen oder nervöse Reaktionen zurückzuführen. Die Frauen, die früher so sehr darauf achteten, während ihrer Periode keine Medikamente anzuwenden, nehmen heutzutage praktisch überhaupt keine Rücksicht mehr.

«Meine Regel ist wiedergekommen, aber ein wenig Zellulitis ist geblieben. Als ich geheiratet habe, war ich schlank, aber mein Beckenumfang war 10 cm größer als mein Brustumfang. Mit jeder Schwangerschaft wurde meine Periode spärlicher, und meine Zellulitis hat so stark zugenommen, daß ich mich überhaupt nicht mehr richtig anziehen kann. Ich habe schnell bemerkt, daß Hungern keinen Zweck hat. Ich habe mich lokal behandeln lassen, Infiltrationen, Massagen. Damit habe ich kleine Augenblickserfolge, aber sobald ich damit aufhöre, ist der Rückfall da.»

Frau F. ist ein Extremfall: 85 Brustumfang, 60 Taillenumfang, 112 Beckenumfang, das heißt, 27 cm Unterschied zwischen oben und unten, ein Mehrgewicht von 8 Kilo, alles auf dem Becken und den Schenkeln. Das wasserreiche Fett beginnt außen, oben, ein wenig unterhalb der Hüften, wird nach unten immer dicker, breitet sich weit aus und ist dort am dicksten, wo das Bein anfängt, auf dem es sich fortsetzt, bis es schließlich außen in der Mitte des Oberschenkels aufhört. Auf der Innenseite reicht ein langer zellulitischer Streifen bis zum Knie, dessen Umriß dadurch hervorspringt. Vorne und hinten ist das Fett weniger dicht, außer in einem genau umschriebenen Gebiet, das dem äußeren Viertel des Gesäßes entspricht. Der Eindruck einer Reithose ist frappierend.

«Was kann ich tun?»

«Vor allem müssen Sie einmal Ihre hormonale Insuffizienz ausgleichen. Auf keinen Fall weniger essen. Und vorsichtig Ihre Verbrennung verbessern, um die im Gewebe angehäuften Stoffe zu verbrennen. Alles wird so allerdings nicht verschwinden, denn an bestimmten Stellen, an Gesäß und Knie, ist Ihre Zellulitis zu stark. Man wird also später wieder auf lokale Injektionen von Substanzen zurückgreifen müssen, die in die Tiefe dringen und die verhärtete Fettmassen auflösen helfen.»

Man kann sich leicht denken, daß jede Verminderung oder jedes Aufhören der Regel ähnliche Folgen hat: ich denke vor allem an chirurgische Eingriffe, an die schlecht ausgeglichene Menopause, an unangebrachte Anwendungen von Hormonen. Wie auch übrigens Übertreibungen in der anderen Richtung eine genitale Fettsucht hervorrufen.

«Seit der Pubertät ist meine Regel sehr stark und sehr schmerzhaft gewesen. Nach meinen Schwangerschaften hat es sich nicht gebessert, sondern ist sogar noch schlimmer geworden. Jetzt, mit dreißig Jahren, habe ich alle zwanzig Tage eine Woche lang meine Periode. Ich verstehe nicht, wie ich zunehmen kann bei all dem Blut, das ich verliere.»

«In der Vorstellung der meisten Menschen verliert die dicke Frau wenig, die magere viel Blut; das ist genauso simpel wie falsch. In Wirklichkeit macht jede Störung dick, im einen oder im anderen Sinn. Sind Blutgerinnsel dabei?»

«Schon immer, aber jetzt werden es immer mehr.»

«Wie ist Ihre Brust vor der Regel?»

«Sie war schon immer gespannt. Aber jetzt ist sie so schmerzhaft, daß ich sie nicht mehr berühren kann.»

«Wurde Ihre Mutter an Fibromen operiert?»

Frau T. ist erstaunt. «Ja, so ungefähr mit fünfundvierzig Jahren.»

«Haben Sie eine Schwester?»

«Ja. Sie ist fünf Jahre älter.»

«Hat sie ähnliche Schwierigkeiten?»

«Mit ihrer Brust. Man hat sie vor kurzem an einer Zyste operiert.»

«Wie alt ist Ihre älteste Tochter?»

«Fünfzehn Jahre; ihre Regel ist auch schmerzhaft, und jeden Monat tut ihr die Brust weh, sie muß sich dann hinlegen und kann nicht in die Schule gehen.»

«Sind Sie in letzter Zeit einmal untersucht worden?»

«Ja. All diese Blutklumpen machten mir Angst und auch, was

mit meiner Schwester passiert ist. Bei mir hat man aber nichts gefunden.»

Ich erkläre: «Sie sind wegen Ihrer Zellulitis zu mir gekommen. In Wirklichkeit ist Ihre Gewichtszunahme Teil eines Ganzen: hormonelle Störung mit gespannter Brust vor der Regel und immer stärker werdenden Regeln. Wenn Sie nicht aufpassen, sind Ihnen Fibrome im Uterus und in der Brust sicher, so wie bei den anderen Frauen Ihrer Familie. Dieses Schicksal steht auch Ihrer Tochter bevor. Sie selbst haben heute noch keine, Sie werden aber in fünf oder zehn Jahren welche haben, unwiderruflich.»

«Meine Großmutter ist an einem Karzinom der Gebärmutter gestorben.»

«Wenn man Ihre Zellulitis von ihrer tieferen Ursache her heilt, werden Sie nicht nur Ihre Figur verbessern, sondern Sie werden auch alle weiteren Komplikationen vermeiden, Fibrome und Genitalkarzinome dieses Ursprungs.»

«Man hat versucht, mit Hormonen etwas zu erreichen. Es hat auch geholfen, aber ich habe Haare davon bekommen, daher habe ich aufgehört.»

«Man kann Ihnen sehr gut mit Substanzen helfen, die nicht zu einer unnatürlichen Behaarung führen. Im schlimmsten Fall ist es besser, einige Flaumhärchen auszureißen, als seine Gebärmutter oder seine Brust auf einem Operationstisch zu lassen.»

Die Patienten, die mich aufsuchen und dabei denken, es sei keine große Angelegenheit, so ein bißchen Fett auf dem Gesäß oder anderswo, sind dann häufig über die Konsequenzen verblüfft, die sich aus der Konsultation ergeben. Ob die Menge des Fettes groß oder klein ist, ändert nichts an der Sache: nichts kommt von nichts, und nichts verschwindet ohne Korrektur der zu Grunde liegenden Störung, so winzig sie auch erscheinen mag. Und im vorliegenden Fall ist sie nicht winzig: sie bedingt das Geschick von ganzen Generationen von Frauen in einer Familie.

12
Ein Unglück kommt selten allein

oder

Dick sein durch mehrere Ursachen

Bis zu diesem Punkt meiner Darstellung der Fettsucht habe ich nur die Fälle vorgestellt, bei denen lediglich eine Ursache im Spiel ist. Die nahrungs- oder die verbrennungsbedingte, die nervöse, die abdominale, die durch sitzende Lebensweise und schließlich die genitale Fettsucht.

Die Dinge sind selten so einfach, sei es, daß verschiedene Ursachen sich vereinen, um zur Deformierung des Körpers beizutragen, sei es, daß die Auswirkungen einer zuerst auftretenden Fettsucht zur Ursache einer sekundären Fettsucht werden. Ich stelle mir vor, daß diese Sprache für den Leser unverständlich ist; wir können uns mit einem Beispiel weiterhelfen.

Es ist nützlich, die beiden Grundregeln nicht aus den Augen zu verlieren. Erstens, die Ursache bedingt die Verteilung des Fettes auf dem Körper. Das bedeutet, wenn man die Körperumrisse, die jeweils die verschiedenen Grundstörungen darstellen, übereinanderlegt, so erhält man zwangsläufig den gesuchten Körperumriß. Wenn dies getan ist, so erhebt sich oft das Problem, das so erhaltene Bild von ähnlichen Bildern zu unterscheiden. Dann bringt man die zweite Regel ins Spiel: Die Fettsucht entsteht und entwickelt sich in Abhängigkeit von der oder den Ursachen, die sie hervorrufen. Es handelt sich nicht darum, eine Diagnose zu stellen – ich glaube, ich habe deutlich genug gesagt, daß dies das absolute und ausschließliche Vorrecht des Arztes ist; es handelt sich vielmehr für diejenigen, die davon betroffen sind, darum, bei sich selbst, falls es zutrifft, die Wahrheit meiner Feststellungen zu überprüfen.

Frau A. ist enorm dick, fünfundvierzig Jahre, 110 Kilo bei

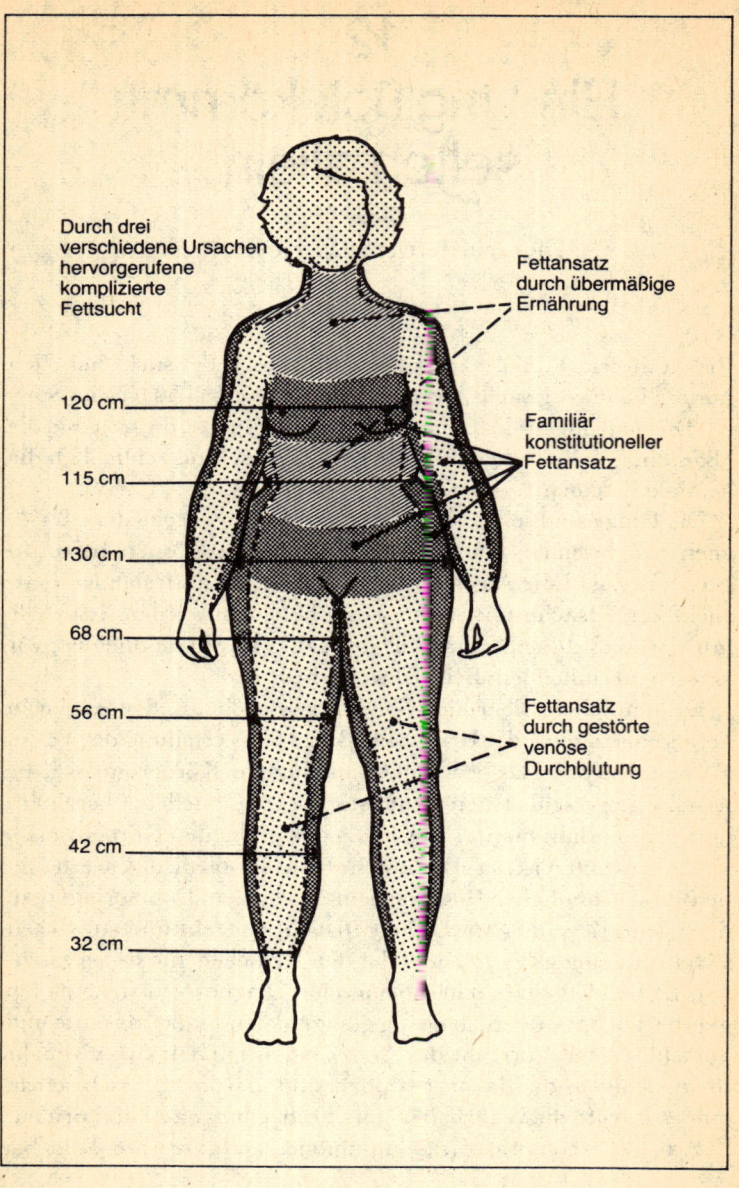

Durch drei
verschiedene Ursachen
hervorgerufene
komplizierte
Fettsucht

Fettansatz
durch übermäßige
Ernährung

120 cm

Familiär
konstitutioneller
Fettansatz

115 cm

130 cm

68 cm

56 cm

Fettansatz
durch gestörte
venöse
Durchblutung

42 cm

32 cm

vielleicht 1,65 m Größe. Mit ihren elefantenhaften Beinen kann von Körperharmonie kaum noch die Rede sein. Sie sieht angstvoll aus, gespannt; ihre schwarze Kleidung ist vernachlässigt. Die erste Vermutung ist die einer psychosomatischen Fettsucht, zu der eine zirkulatorische Fettsucht hinzugekommen ist. Das ist sehr gut möglich, da die Zellulitis auf den Schenkeln die Zirkulation in den Beinen behindert und auf die Dauer zu dieser Verformung führt. Die zweite Vermutung ist, daß diese Fettsucht die Summe aus einer familiären konstitutionellen, einer ernährungs- und einer zirkulatorischen Fettsucht ist. Halten Sie die Körperumrisse übereinander, und Sie erhalten ungefähr das gleiche Resultat.

Also fragen wir: «Wie sehen Ihre Eltern aus?»

«Meinen Vater habe ich nicht gekannt, aber meine Großmutter väterlicherseits war dick. Meine Mutter ist jetzt alt und sehr dünn.»

«Wann haben Sie angefangen, dick zu werden?»

«Nach meiner Heirat.»

«Nach der Heirat oder nach der ersten Schwangerschaft?»

«Ich bin sofort nach der Heirat schwanger geworden, mit vierundzwanzig Jahren. Als ich heiratete, wog ich 58 Kilo. Nach der Geburt 75 Kilo.»

«Haben Sie dann abgenommen?»

«Nein! Ich bin sofort wieder schwanger geworden. Nach der zweiten Schwangerschaft wog ich dann schon 85 Kilo.»

«Hat sich außer der Gewichtszunahme durch Ihre Schwangerschaften noch etwas geändert?»

«Nach der Geburt des ersten Kindes habe ich Krampfadern bekommen. Im Zusammenhang mit der zweiten Geburt habe ich eine Venenentzündung gehabt. Und seitdem – sehen Sie sich nur meine Beine an. Ich nehme mich in acht, ich mache Kuren, aber es wird kaum besser.»

«Hat Ihre Mutter Krampfadern?»

«Ja, aber weniger als ich.»

«Und Ihr Gewicht? Haben Sie nach Ihrer zweiten Schwangerschaft abgenommen?»

«Ich habe eine Hungerkur gemacht, vor ungefähr fünfzehn Jahren. Ich habe in drei Monaten 15 Kilo verloren, aber ich war zu

197

erschöpft. Ich mußte aufhören. Ich habe dann wieder zugenommen, bis ich 90 Kilo wog.»

«Und dann?»

«Bei diesem Gewicht bin ich geblieben, mit Schwankungen von zwei bis drei Kilo, bis zum Tode meines Mannes vor einem halben Jahr. Da hat meine Regel aufgehört, und ich habe weitere 15 Kilo zugenommen.»

«Essen Sie viel?»

«Jetzt ja, ich habe immer Hunger, aber vor dem Tode meines Mannes habe ich wenig gegessen, viel weniger als mein Mann, der selbst mager war. Er sagte mir immer: ‹Ich verstehe nicht, daß du so dick bist, bei dem bißchen, was du ißt.›»

«Wie steht es mit Ihren Nerven?»

Frau A. bricht in Tränen aus. «Sehr schlecht. Ich kann mich nicht mit seinem Tod abfinden. Ich schlafe nur noch mit Schlafmitteln. Wissen Sie, mit fünfundvierzig Jahren alleine zu sein und für zwei Jungen von neunzehn und siebzehn Jahren sorgen zu müssen, ist sehr schwer. Zum Glück habe ich Arbeit gefunden.»

Werten wir einmal aus. Frau A. hat mit Sicherheit eine familiäre Fettsucht, von väterlicher Seite her, die sich in zwei Schüben manifestiert hat während ihrer Schwangerschaften. Übrigens hat sie die große Fettansammlung hinter den Hüften. Während ihrer Schwangerschaften wurde sie zum Opfer ihrer von der Mutter geerbten Zirkulationsstörungen, es traten Venenentzündungen auf, die die Krampfadern noch verschlimmerten, daher ihre enormen Beine. Ein Versuch, durch Hungerkur abzunehmen, hatte noch einen schwereren Rückfall zur Folge. Schließlich hat der Tod ihres Mannes noch einen psychosomatischen Mechanismus ausgelöst mit Blockierung der Regel, vorzeitiger Menopause und einer unkontrollierbaren Freßsucht, daher ihr plötzlicher Gewichtsanstieg.

Der Anblick ihres Körpers und ihr offensichtlicher nervöser Zustand ließen an rein nervöse Fettsucht denken. Ihre Lebensgeschichte zeigt, daß dies in keiner Weise zutrifft, sondern daß verschiedene Ursachen aufeinander folgten. Der nervöse Schock hat lediglich eine schon bestehende komplizierte Fettsucht verschlimmert. Man wird also die verschiedenen aufeinanderfolgenden Elemente in Rechnung stellen müssen, Verbrennung, Erblichkeit, Zirkulation, Nervosität, wenn man einmal Frau A. behandeln wird.

Ich sage «behandeln wird» und weise auf die Zukunft, da es besser ist, vorerst nur therapeutisch die nervösen Folgen des Schocks zu begrenzen und mit einer umfangreichen Behandlung solange zu warten, bis sie den ersten Schmerz über den Verlust ihres Mannes überwunden hat. Jedes Nahrungsverbot, und sei es auch noch so geringfügig, jede auch noch so vorsichtige medikamentöse Stimulierung der Verbrennung würden katastrophale Konsequenzen haben.

Herr B. ist ebenfalls enorm dick, 122 Kilo, 125 Brustumfang, 120 Taille, 120 Becken. Bei ihm sind in Anbetracht seines hervorstehenden Bauches zwei Hypothesen möglich: entweder eine diabetische oder prodiabetische familiäre Fettsucht, verschlimmert durch übermäßige Nahrungszufuhr, oder aber eine Ernährungsfettsucht bei sitzender Lebensweise oder bei Verdauungsstörungen.

«Seit wann haben Sie zugenommen?»

«Ganz regelmäßig seit meinem Militärdienst.»

«Wieviel haben Sie damals gewogen?»

«78 Kilo bei 1,80 m Größe.»

«Sind Ihre Eltern dick?»

«Meinem Vater geht es gut. Aber er ißt enorm viel. Ich übrigens auch.»

«Sie können beruhigt sein, man sieht es. Ihre Beine, Ihr Hals und Ihr Bisonbuckel schließen jeden Irrtum aus. Aber das erklärt nicht, warum Sie diesen Bauch haben. Seit wann haben Sie Schwierigkeiten mit Ihrer Verdauung?»

«Seit einigen Jahren. Ich hatte zuerst Sodbrennen. Mein Arzt hat gesagt, das kommt vom Wein. Ich habe weniger getrunken, und die Schmerzen haben dann auch nachgelassen. Aber jetzt werde ich nach jeder Mahlzeit schläfrig. Vier Stunden später habe ich immer noch nicht verdaut. Man muß allerdings sagen, daß ich im Büro arbeite und daß mein eingeklemmter Bauch beim Sitzen die Verdauung wahrscheinlich nicht gerade erleichtert.»

«Sie haben völlig recht, aber es ist nicht möglich, von allen

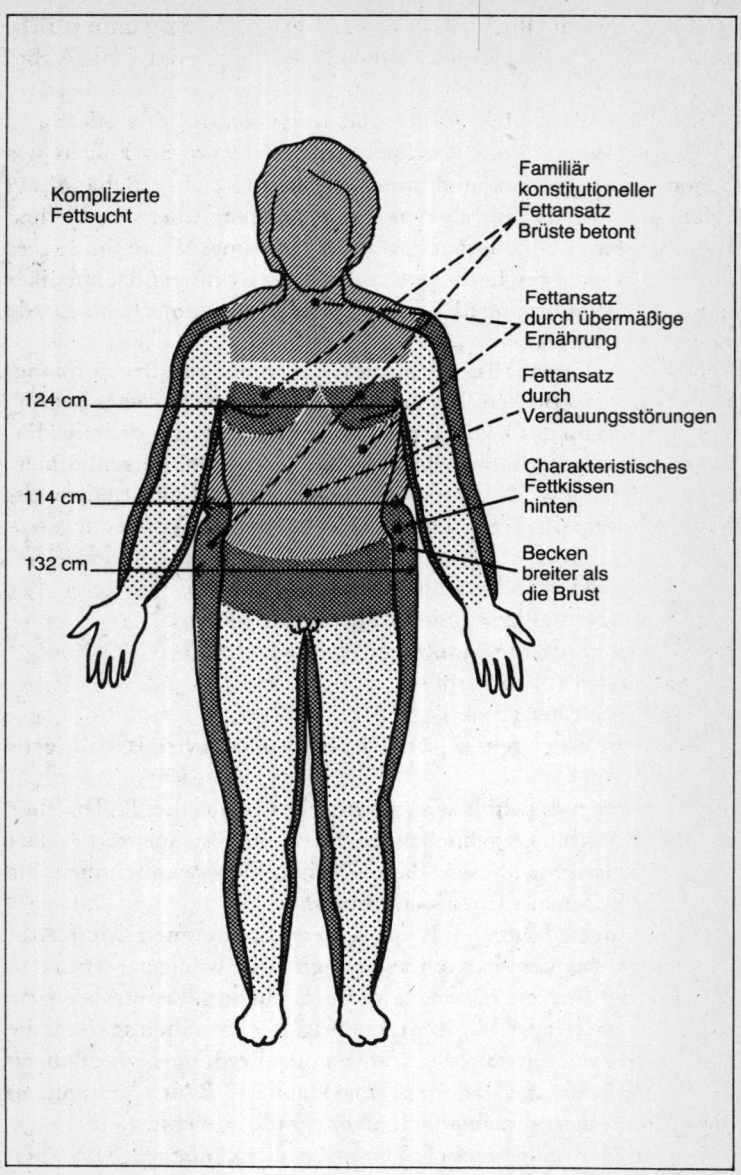

Komplizierte
Fettsucht

Familiär
konstitutioneller
Fettansatz
Brüste betont

Fettansatz
durch übermäßige
Ernährung

Fettansatz
durch
Verdauungsstörungen

Charakteristisches
Fettkissen
hinten

Becken
breiter als
die Brust

124 cm

114 cm

132 cm

Leuten zu verlangen, sie sollten sich nach dem Essen ein wenig hinlegen. Was fehlt Ihnen sonst noch?»

«Ein bißchen Gicht an der rechten Zehe. Ich mache zwar Diät, aber ich nehme trotzdem fast überhaupt nicht ab.»

«Essen Sie viel Brot?»

«Ich kann einfach nicht darauf verzichten.»

All das mag vielleicht etwas zu vereinfacht erscheinen. Aber genau so gehen die Dinge vor sich, und auf diese Weise gelingt es, die Ursachen einer Fettsucht deutlich zu bestimmen. Herr B. hat also nach seiner Heirat fast überhaupt keine körperliche Bewegung mehr, er hat zuviel gegessen; das Übermaß an Nahrungszufuhr hat – und das ist nur folgerichtig – Verdauungsstörungen und eine Gicht hervorgerufen. Mit einer prädiabetischen Fettsucht hat das Ganze also nichts zu tun. Es gibt eine erbliche Disposition, bei der die Verdauungsstörungen sich zur gleichen Zeit entwickeln wie die Fettsucht. Bei näherem Hinsehen findet man hinten am Becken von Herrn B. nicht das obligatorische Fettkissen der Konstitutionellen, sondern einen seitlichen Wulst, typisch für die sitzende Lebensweise. Auch hier muß man behutsam vorgehen bei der Behandlung, die im übrigen einfach ist, nämlich: Anwendung einer Diät – einmal quantitativ, weil Herr B. zuviel ißt, zum andern qualitativ, wegen der Gicht – und einer vorsichtigen Medikation, die darauf hinzielt, die gestörte Verbrennung zu verbessern – bei seinem derzeitigen Gewicht ist es unmöglich, daß Herr B. Gymnastik macht, um die Folgen seiner sitzenden Lebensweise zu beseitigen. Diese drei Vorgehensweisen werden mit Sicherheit ein schnelles Abnehmen bewirken und damit gleichzeitig eine Freisetzung von im Gewebe gespeicherter Harnsäure; dadurch würde ein Gichtanfall erfolgen. Man muß sich in diesem Fall dazu verstehen, die Geschwindigkeit der Gewichtsabnahme zu begrenzen, um zu vermeiden, daß ein Gichtanfall ausgelöst wird.

Setzen wir unseren Kurs mit anderen häufigen Kombinationen fort.

Bei der Frau begegnet man häufig einer Fettschürze am Bauch, die mit einer hartnäckigen Verstopfung verbunden ist und einer Reithose, hervorgerufen durch Störungen der Regel. Beides entwickelt sich zur gleichen Zeit. Diese Frauen scheiden im allgemeinen sehr wenig Urin aus; schematisch gesehen sieht es ganz so aus, als ob das Wasser, das dazu bestimmt war, die Stühle zu durchfeuchten und damit leichter entleerbar zu machen, seiner eigentlichen Bestimmung entzogen und in den Schenkeln angehäuft würde. Die Versuchung ist groß, zu Diuretika zu greifen; die meisten können nicht widerstehen – und verschlimmern damit den Prozeß.

Die gleiche Deformation wird auch sehr oft bedingt durch die Verbindung der gleichen Reithose mit einer noch umfangreicheren Fettansammlung auf dem Bauch, die durch die Projektion nervöser Spannungen auf den Verdauungsapparat hervorgerufen wird. Es genügt, auf den Solarplexus zu drücken, um einen Schmerzensschrei auszulösen, der den nervösen Ursprung dieser Fettansammlung enthüllt.

Beim Mann ist das gleichzeitige Auftreten einer Fettschürze auf dem Bauch durch schlechte Verdauung und eines seitlichen Fettkissens auf Grund sitzender Lebensweise fast die Regel geworden, wenn ich danach urteile, was ich im Umkleideraum des Gymnastiksaales sehe, wohin ich öfter gehe, um meine entfetteten Bauchmuskeln in Form zu halten. Ich muß zugeben, daß mein Blick inquisitorisch ist und daß ich durch meine berufliche Vorbelastung auch beim Magersten noch Fettdepots finde. Natürlich kann man jenseits eines bestimmten Alters keine körperliche Vollkommenheit mehr fordern; was zählt, ist, daß man sich in seiner Haut wohlfühlt.

Ich bin nicht der einzige Mensch mit überkritischem Auge. Zahlreiche Frauen werfen sich Schönheitsfehler vor, die außer ihnen niemand sehen kann, und werden so zu ungnädigen Beobachterinnen ihrer selbst.

«Sehen Sie nur diese Schenkel an, ich kann das nicht mehr ertragen.» Und kneift mit Macht eine angedeutete Orangenhaut.

«Sie machen Ihren Beinen alle möglichen Vorwürfe. Sie sehen sich nicht richtig. Es stimmt, daß Ihr Körper nicht so harmonisch ist, wie er sein könnte. Aber was Ihre Figur verdirbt, ist vor allem Ihr Bauch.»

«Mit meinem Bauch ist nichts. Ich sehe vor allem meine Oberschenkel.»

«Gut. Messen wir einmal. Sie haben einen Brustumfang von 92.

Wenn man die Größe Ihrer Brust berücksichtigt, die normale Dicke der Haut auf dem Rücken, dann ist dieser Umfang in Ordnung; er soll uns als Grundlage dienen.»

«Einverstanden, aber an der Brust möchte ich nicht abnehmen.»

«Wenn man von diesen 92 cm ausgeht, dann dürften Sie höchstens einen Beckenumfang von 97 und einen oberen Oberschenkelumfang von 57 cm haben. Sie haben aber 102 und 61. Das ist zuviel, damit bin ich einverstanden, und man muß dem abhelfen, indem man Ihre gestörte Regel behandelt. Aber Sie haben außerdem einen Taillenumfang von 79, während Sie im äußersten Fall 69 haben dürften, nämlich 30 cm weniger als Ihr ideales Brustmaß, zu dem ich noch jeweils 1 cm für jede Schwangerschaft hinzufüge. Das bedeutet aber, daß Sie im Vergleich mit Ihrer idealen Figur 10 cm zuviel an der Taille haben im Vergleich zu 4 cm zuviel am Becken.

Sie sind derart mit Ihren Schenkeln beschäftigt, daß Sie nicht mehr sehen, was anderswo los ist, und die Sache damit wahrscheinlich sogar noch verschlimmern. Denn daß Sie sich selbst nicht leiden können, bleibt nicht ohne Folge: dieses gestörte Verhältnis zu sich selbst hat seelische Konsequenzen, deren Sie sich nicht bewußt sind und die über Ihren Solarplexus auf Ihr Verdauungssystem übertragen werden und die Fettschicht auf dem Bauch verschlimmern. Ihr Bedürfnis, so stark abnehmen zu wollen, ist mit Ursache dafür, daß Sie nur noch dicker werden.»

Andere, die sich selbst klarer sehen, ziehen falsche Schlüsse. Eine hinreißend schöne junge Frau, braungebrannt, erzählt mir: «Meine Arme und Beine waren schon immer viel zu dick im Vergleich zu meinem übrigen Körper. Ich habe einige Zeit in Afrika gelebt. Ich war immer in der Sonne – was ich sehr gerne tue, ich fühle mich nur wohl, wenn ich mich sonnen kann wie eine Eidechse. Wegen der großen Hitze aß ich wenig; ich war sehr mager geworden, aber meine Arme und Beine waren normal. Jetzt bin ich wieder zurück, und obwohl ich nicht mehr esse als vorher, ist meine Zellulitis wiedergekommen. Ich verstehe das nicht.»

«Und doch ist das ziemlich leicht zu verstehen. Sie haben zu Unrecht angenommen, daß die dicken Arme und Beine vom Essen

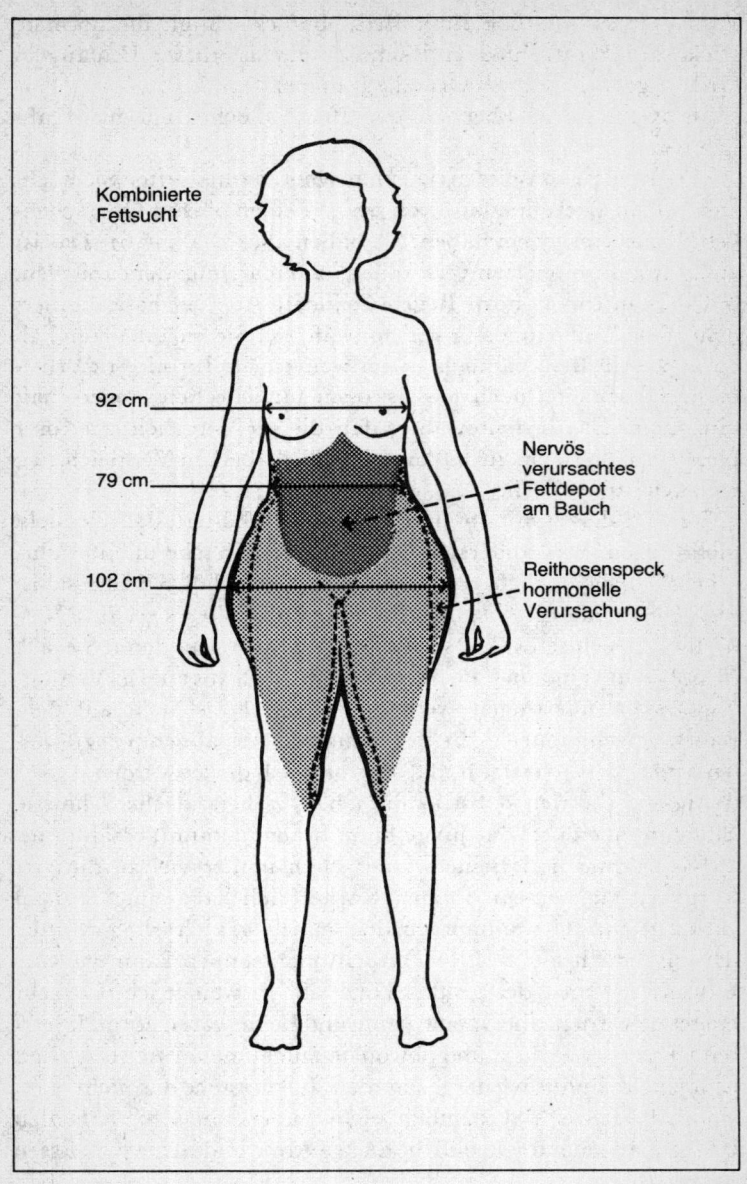

Kombinierte
Fettsucht

92 cm

79 cm

102 cm

Nervös
verursachtes
Fettdepot
am Bauch

Reithosenspeck
hormonelle
Verursachung

kämen, während in Wirklichkeit die schlechte Kapillarzirkulation schuld ist. Sehen Sie sich Ihre Haut genau an, unter der Bräune ist sie marmoriert. Übrigens entspricht Ihre Vorliebe für die Sonne einem Bedürfnis Ihres Organismus, weil Ihr Blut in der Wärme besser strömt. Wenn Sie empfindliche Venen hätten, wäre genau das Gegenteil der Fall. Sie müssen normal essen, um Ihre abgemagerten Schultern und den Oberkörper mit dem nötigen Fett zu bedecken, und weil Sie nicht ewig unter einer brennenden Sonne leben können, werden wir uns bemühen zu finden, was Ihre Kapillaren am besten erweitert, um eine gute Durchblutung zu ermöglichen.»

Einfach, nicht wahr? Eine gute visuelle Beobachtung und manuelle Untersuchung, sorgfältige Vermessung sowie eine genaue Analyse der Entwicklung einer Fettsucht, ganz gleich zu welchem Typ sie gehört, liefern mit Sicherheit die Mittel – alle Mittel – zur Heilung.

13
Das gemeinsame Ziel
aller Dicken:
die Körperharmonie

Als ich damit anfing, nachdem ich mich selbst behandelt hatte, andere zu behandeln, wußte ich noch nicht, wie ich bereits gestanden habe, wie all dies enden sollte und ob die Behandlung je ein Ende haben würde.

Ich hatte, wie mir schien, gewichtige Gründe, dem Drängen derer nachzukommen, die mich bestürmten, ihnen zu helfen abzunehmen: erstens die sichere Unschädlichkeit der Behandlung auf Grund der schwachen Dosierungen, zweitens die innere Logik des Vorgehens – das heißt, einen Fehler zu korrigieren, anstatt ihn untätig hinzunehmen, und daß ich ein Mittel zur besseren Verbrennung immer nur solchen Patienten gab, deren Verbrennung ungenügend war, und mich stets geweigert habe, normalen Menschen die Mittel zu liefern, damit sie mehr als vernünftig ist essen konnten.

Meine persönlichen Erfahrungen hatten mir gezeigt, daß ein Leben mit niederkalorischer Diät sowohl körperlich wie seelisch unerträglich ist und daß ich mit einem richtig eingestellten Mittel zur besseren Verbrennung sowie einer erträglichen Mäßigung der Ernährung leben konnte wie in meinen jungen Jahren, ruhig und in voller körperlicher Freiheit.

«Du kannst das Zeug nicht ewig nehmen. Eines Tages mußt du sowieso mal damit aufhören, und sei es auch nur, um zu beweisen, daß du nicht ein Übel durch ein anderes vertrieben hast, das auf lange Sicht vielleicht schädlich ist», drang Monique in mich, vernünftig wie immer.

Ich überwand meine Angst vor neuerlicher Gewichtszunahme. Ich hörte plötzlich mit der Einnahme auf. Um ehrlich zu sein, seitdem ich bei 87 Kilo angekommen war, machte ich mir nicht mehr viel Mühe: ein Zwieback zu jeder Mahlzeit anstatt des üblichen Brotes, Mineralwasser statt Wein, mehr der besseren Verdauung wegen, als um Kalorien einzusparen, im übrigen eine normale Ernährung, die Menge der Kapseln gegenüber früher um die Hälfte verringert. Nach dem Aufhören vierzehn Tage lang – nichts: 87 Kilo. Dann ganz allmählich, jeden Morgen zur gleichen Stunde, mit gleicher Bekleidung stellte ich ein Wiederansteigen fest: eine Woche, ein Kilo; dann, schneller, ein zweites, das Kap der 90 Kilo war nach einem Monat erreicht.

Die Analyse der Angelegenheit durch Vergleich mit dem Ofen hat mir auch diesmal geholfen zurechtzukommen.

«Ich bin ein Ofen, der schlecht zieht. Es liegt keinerlei spezieller Grund vor, der den Ofenzug geschlossen hält, weil die ganze Geschichte familiär ist und weil keinerlei Ursache hinzugekommen ist, um die Sache zu verschlimmern, seit dem auslösenden Schock durch den Wechsel meiner Lebensweise. Solange ich ins Feuer geblasen habe, hat es richtig gebrannt; als ich damit aufgehört habe, wurde, nach einer kurzen Periode mit normaler Verbrennung, diese schwächer, und die Abschwächung wird jetzt schneller. Wenn ich zu lange warte, werde ich bis zu meinem Ausgangspunkt zurückfallen oder vielleicht sogar noch weiter, und alles muß dann wieder von vorne angefangen werden, wenn man annimmt, daß dies dann überhaupt noch möglich ist. Also blase ich wieder ins Feuer, und zwar sofort.»

Und mit der Menge «Beschleuniger», die ich während des Verlaufs meiner Behandlung benutzt hatte, komme ich in, Tagen wieder bei 87 Kilo an. Nichts Auffälliges, keinerlei Unannehmlichkeiten, lediglich dieses leichte Wärmegefühl. Welche Schlüsse muß ich daraus ziehen?

Die Analogie mit dem Funktionieren eines Ofens wird immer offensichtlicher. Wenn ich ein Feuer wiederanfache, das zuvor gut gebrannt hat, dann genügen wenige Schläge mit dem Blasebalg, unter der Bedingung, daß ich die Verbrennung nicht auf ein zu niedriges Niveau sinken lasse. Und das Feuer behält seine Kraft bei jedem neuen Anfachen ein wenig mehr, bis es schließlich keine weitere Verstärkung mehr braucht.

Genau das ist geschehen. Ich lege mir zwei Grenzwerte fest. Bei 87 Kilo höre ich auf, bei 90 fange ich wieder an. Der erste Wiederanstieg hat ungefähr einen Monat gedauert, der zweite ein wenig länger, vielleicht fünfundvierzig Tage, dann werden die Abstände immer größer. Gleichzeitig kehre ich wieder zu einer normalen Ernährung zurück. Heute ist es drei Jahre her, daß ich keinen «Beschleuniger» mehr nehme, und ich kann feierlich erklären – und meine Umgebung kann es bezeugen –, daß ich jetzt, wo ich 87 Kilo wiege, unendlich viel mehr esse als früher mit 117 Kilo. Darin liegt für mich eine so überzeugende Wahrheit, daß nichts, weder Angriffe noch Beleidigungen, noch Anzüglichkeiten, noch die beißendste Kritik mich davon abbringen können. Man begreift jetzt vielleicht auch meinen unerschütterlichen Glauben besser und die Art von Kreuzzugsschwur, die meiner Erzählung zweifellos anhaftet. Ich wurde von einer Krankheit geheilt, die für unheilbar gehalten wurde, und zwar ohne Wunder; oder wenn es ein Wunder gäbe, dann wäre es nichts anderes als die logische Anwendung der Medizin.

Diese Art der Stabilisierung gilt für alle reinen Formen der konstitutionellen Fettsucht.

Alle diejenigen, die ich behandeln konnte und die gut verstanden haben, was ich ihnen über ihre Stabilisierung erklärt habe, sind in der gleichen Situation wie ich. Unglücklicherweise glauben viele an ein Wunder und meinen, wenn einmal das Abnehmen erreicht sei, brauchten sie nur noch fröhlich weiterzuleben und nicht im geeigneten Moment zu handeln, und lassen ihr Gewicht weiter über die Grenze ansteigen, unterhalb deren man die Folgen wieder gänzlich rückgängig machen kann. Und dann kommen die Selbstaufgabe, der Rückfall, die Entmutigung wieder: «Wenn man mir sowieso nicht helfen kann, dann ist es mir auch egal, dann esse ich.»

Um es noch einmal zu betonen, es gibt kein Wunder. Die Lösung, die ich vorschlage, erfordert ein völliges Verstehen des Mechanismus der Fettsucht und der Wirkungsweise der Behandlung durch Beschleunigung der Verbrennung. In strammer

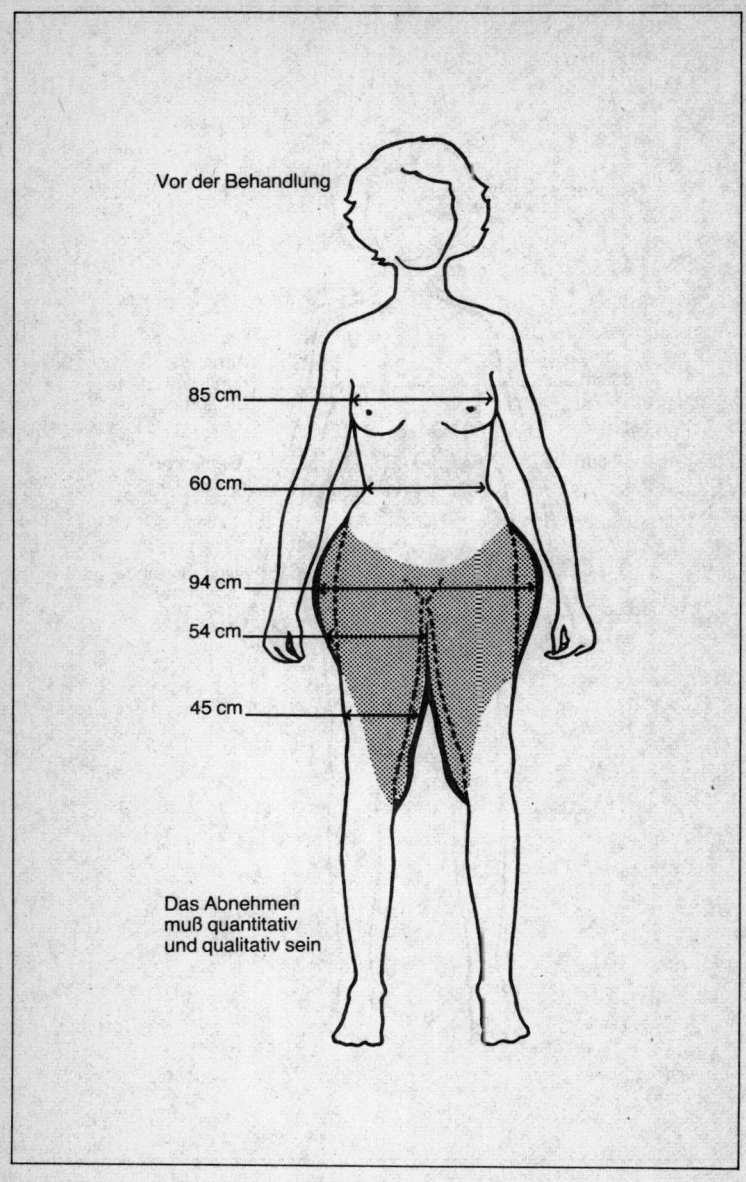

Vor der Behandlung

85 cm

60 cm

94 cm

54 cm

45 cm

Das Abnehmen
muß quantitativ
und qualitativ sein

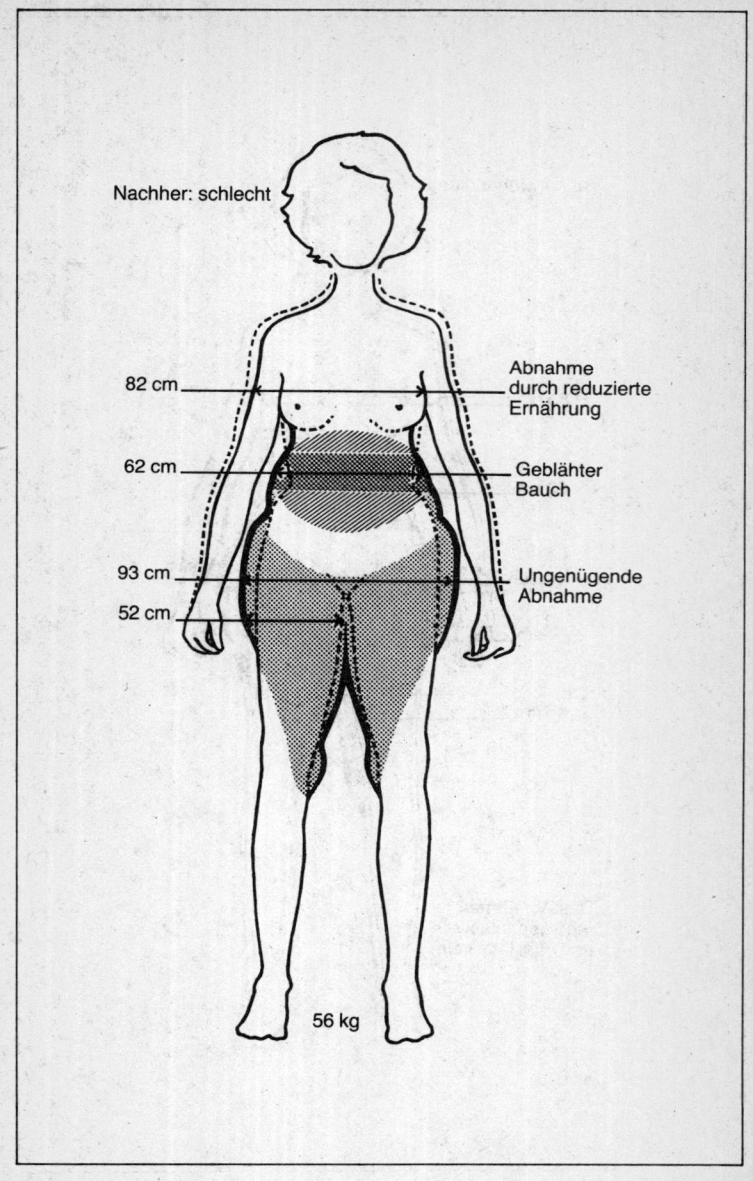

Nachher: schlecht

82 cm — Abnahme durch reduzierte Ernährung

62 cm — Geblähter Bauch

93 cm — Ungenügende Abnahme

52 cm

56 kg

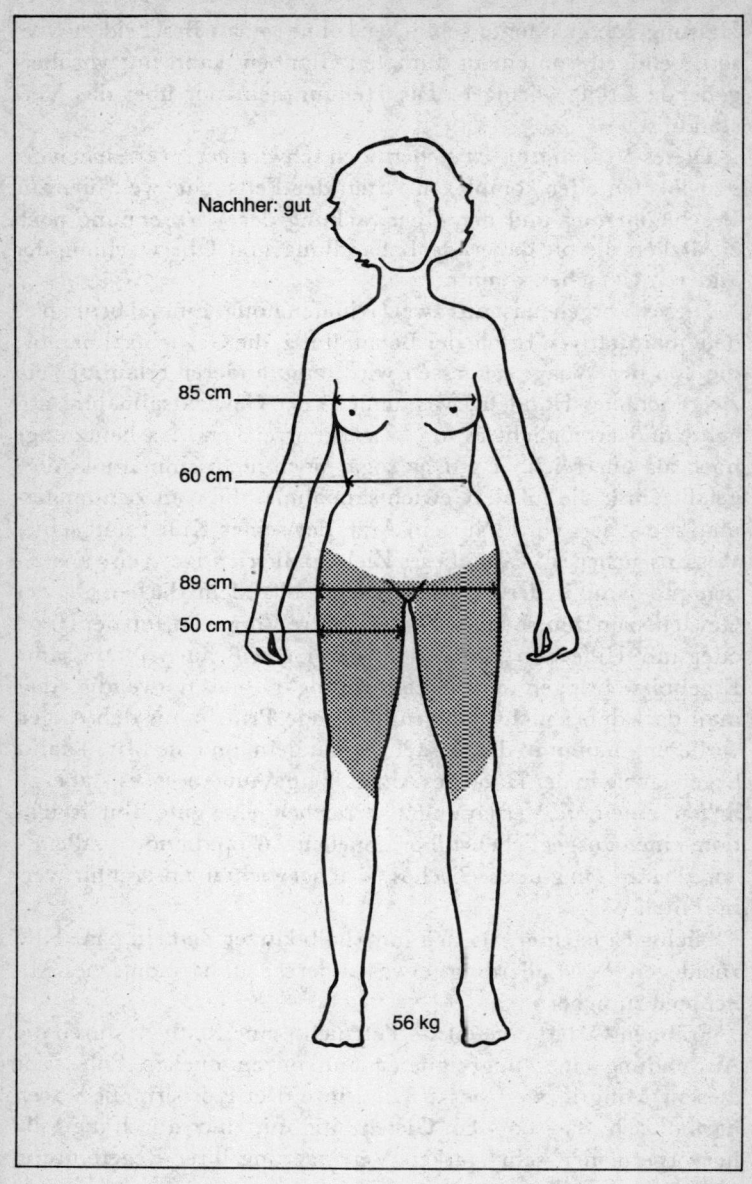

Nachher: gut

85 cm

60 cm

89 cm

50 cm

56 kg

Haltung Medikamente schlucken, ohne genau Bescheid zu wissen, beflügelt von einem dumpfen Glauben, kann nur vorübergehende Erfolge bringen. Die Heilung geht nur über das Verständnis.

Dieses Verständnis ist sicher noch schwieriger zu erreichen bei den lokalen oder komplexen Arten der Fettsucht, weil hier zur Beschleunigung und der Überwachung der Verbrennung noch zusätzlich die oft dauernde Behandlung und Überwachung der anderen Ursachen kommt.

Dieses Vorgehen ist aus zwei Gründen nötig. Einmal bedingt es den quantitativen Erfolg der Behandlung, die Gewichtsabnahme, die von der Waage gemessen wird; zum anderen erlaubt es ein zielgerichtetes Handeln, was den Ort der Gewichtsabnahme angeht, und ermöglicht es, das Ziel zu erreichen, das heutzutage noch als unerreichbar gilt, ja sogar noch nicht einmal ins Auge gefaßt wird: die lokale Gewichtsabnahme, die vom Zentimetermaß registriert wird. Nur ein Arzt, der seiner Kunst und seines Wissens sicher ist, kann dieses Ziel auf die richtige Weise anstreben und damit in der Tat die Ursache behandeln, die den Ort der Gewichtszunahme bedingt. Jedes andere Vorgehen, mit der Hand oder mit Hilfe von Apparaten, kann gewiß auch interessante Ergebnisse bringen und erweist sich sogar oft als notwendig, aber man darf dabei nicht das grundlegende Prinzip aus den Augen verlieren: man muß die Ursache behandeln, und die Mittel dafür liegen einzig in der Hand des Arztes. Seine Aufgabe ist es, dabei zu helfen, eine gute Verdauung zu erreichen, eine gute Blutzirkulation, einen ausgeglichenen hormonellen Zustand und vor allem – vor allem! – ein gutes seelisches Gleichgewicht in unserer hirnverbrannten Welt.

Nichts ist leichter, als sich innerhalb kurzer Zeit ein paar Kilo zuzulegen; es ist allerdings etwas anderes, ein harmonisches Abnehmen zu sichern.

Fräulein C. hat eine lokale Fettsucht, eine Reithose durch die Anwendung einer ungeeigneten antikonzeptionellen Pille. Vor diesem Mißgriff wog sie 56 Kilo, ihre drei Körpermaße waren harmonisch: 85 – 60 – 89. Gleichzeitig mit einer durch die Pille hervorgerufenen sehr starken Verringerung ihrer Regelblutung hat sie 2 Kilo zugenommen, wiegt jetzt also 58, und ihre Maße betragen jetzt 85 – 60 – 94, und die 2 Kilo entsprechen genau 5 cm mehr Beckenumfang. Fräulein C., die aus persönlichen Gründen nicht mit der Pille aufhören will, unterwirft sich also einer strengen Diät «gegrilltes Fleisch, grüne Gemüse, Salate, Früchte», die sie in einer Zeitschrift gefunden hat. Sie glaubt, wie viele andere auch, daß «Salat mit Zitrone» das wiedergutmachen kann, was die Pille angerichtet hat.

Was das Gewicht angeht, hat sie recht, da sie die 2 Kilo wieder verliert. Aber sie ist nicht zufrieden, und man kann das verstehen, weil sie es mit der Diät zwar geschafft hat, ihre runden Wangen und ihre Brust zu verlieren, aber nur wenig oder gar nichts am Gesäß, und zu allem Übel ist ihr Bauch sogar dicker geworden. Ihre Körpermaße sind jetzt 82, d. h. 3 cm weniger an der Brust, 62, d. h. 2 cm mehr am Bauch und 93, also 1 cm weniger am Gesäß. Die Differenz zwischen Brust und Becken ist von 9 cm auf 11 cm angewachsen, trotz oder gerade wegen ihrer Diät. Die Disharmonie ihres Körpers hat sich verschlimmert, obgleich das Gewicht auf seinen Ausgangspunkt zurückgegangen ist.

Fräulein C. wird sich langsam darüber klar, daß es auf medizinischem Gebiet schwierig ist, ohne Arzt auszukommen. Sie geht in die Sprechstunde, und der Arzt erklärt ihr, daß ihre Abmagerungskur am Oberkörper gewirkt hat, dort nämlich, wo sich normalerweise das Nahrungsfett ansetzt, daß sie eine Reaktion ihres Darmes hervorgerufen hat auf Grund der ungünstigen Zufuhr von Pflanzenfasern – was habe ich nicht an Fällen von abdominaler Fettsucht gesehen bei schlecht geführter vegetarischer Diät und Leuten mit empfindlichem Darm, die die Zellulose von grünem und rohem Gemüse nicht vertragen konnten, sich aber gerade hiervon fast ausschließlich ernährten, weil «verstehen Sie, da sind keine Kalorien drin, ich vertrage zwar eigentlich nur Reis und gedämpfte Äpfel, aber davon werde ich dick», während es in Wirklichkeit ausgerechnet die Reizung durch die Zellulosefibern ist, die ihren Bauch verursachte!

«Wenn Sie mit der Pille weitermachen wollen, dann ist das Ihre Sache. Es ist aber notwendig, daß ich Sie untersuche. Nicht jede

Pille ist gut für Sie. Wer hat Ihnen die verschrieben, die Sie jetzt nehmen?»

«Eine meiner Freundinnen hat sie mir empfohlen. Ihre Periode war unregelmäßig, und seitdem bekommt sie sie regelmäßig. Sie ist sehr zufrieden damit.»

«Daß Ihre Freundin damit zufrieden ist, ist eine Sache, obgleich es wahrscheinlich ist, daß die Pille lediglich eine Störung maskiert und daß ihre Beschwerden, wenn sie damit aufhört, nur noch stärker sein werden. Was Sie betrifft, so ist sicher, daß sie Ihnen nicht bekommt und daß Sie eine Pille nehmen müssen, mit der Sie eine stärkere Regelblutung haben.

Sie müssen wieder normal essen, das heißt so, wie Sie vorher gegessen haben, denn bevor Sie die Pille nahmen, haben Sie durch Essen nicht zugenommen, und zusätzlich nehmen Sie das hier ein, um Ihre Darmgase zu absorbieren.

Wenn alles gut geht, dann besteht überhaupt kein Grund, warum es nicht gehen soll, und Sie müßten eigentlich bei 56 Kilo bleiben und trotzdem Ihre ideale Figur wiedererlangen. Eventuell können Sie durch lokale Behandlung ein schnelleres Verschwinden Ihrer Zellulitis erreichen. Nur in dem hypothetischen Fall, der nicht sehr wahrscheinlich ist, daß die Dinge trotz einer Verbesserung Ihrer Periode nicht in Ordnung kommen sollten, würde ich Ihnen ganz vorübergehend ein Mittel zur Verbesserung Ihrer Verbrennung geben. Im Augenblick sehe ich dafür keine Notwendigkeit.»

Durch dieses von mir mit Absicht sehr einfach ausgewählte Beispiel wird klar, daß, wenn der betroffene Leser selbst über alle Möglichkeiten verfügt, seinen Typ von Fettsucht selbst festzustellen sowie dessen Ursachen, er doch in keinem Fall ins Auge fassen sollte, sich selbst zu behandeln.

Außer der Aufstellung des Behandlungsplanes, den Anweisungen zu Beginn und am Ende der Behandlung muß der Arzt auch eine genaue Überwachung durchführen, meiner Meinung nach alle zwei Wochen, um sicherzugehen, daß kein Zwischenfall auftritt. Es sollte nicht vorkommen, und doch ist es so: nicht wenige Klienten hören nur mit halbem Ohr den Erklärungen und Vorschriften zu. Für sie gibt es nur ein Ziel: In einem Monat gehe ich zur Hochzeit von X., bis dahin muß ich 6 Kilo abgenommen haben. Das Mittel dazu: wenn eine Kapsel nicht genügt, dann nehme ich eben zwei, und wenn zwei nicht genügen, dann nehme ich drei. Ich explodiere. Und weil er sich nicht traut, zu seinem Arzt zurückzugehen, geht er dann eben zu einem anderen. Und der stellt dann den Schaden fest.

«Was haben Sie eingenommen?»

«Ich habe eine Abmagerungskur gemacht.»

«Sie hören sofort mit dieser Behandlung auf! Sehen Sie nur einmal, in welchem Zustand Sie sind.»

Natürlich vergißt der Patient zu sagen, daß er die Dosis verdrei- oder vervierfacht hat. Und so handelt man sich dann einen mörderischen Leumund ein.

Die Lösung besteht darin, niemals mehr als die absolut nötige Dosis für einen bestimmten Zeitraum zu verschreiben. Also sehr strenge Überwachung, freundlich, aber strikt.

Sie dient auch dazu, etwaige bisher noch nicht beachtete oder neu aufgetauchte Ursachen zu beobachten.

Stellen wir uns einmal vor, Fräulein C., der oben geschilderte Fall, hätte vergessen, dem Arzt von ihrer Rohkostdiät zu erzählen und daß ihr Bauch bei der Morgensprechstunde relativ flach gewesen wäre. Die Verschreibung beinhaltet also keine Anweisungen und keine Verschreibung für ihre Dickdarmreizung, und Fräulein C. kommt sechs Wochen später mit sehr viel stärkeren Blähungen zurück. Mit der Wiederaufnahme einer gehaltvollen Ernährung ist ihr Brustumfang wieder auf 85 angestiegen; durch die Verbesserung der Regelblutung mit Hilfe einer geeigneteren Pille hat sich der Hüftumfang verringert und wird bald wieder normal sein. Aber Fräulein C. hat an der Taille 1 Kilo und 3 cm zugenommen. Der Arzt befragt erneut und gezielt in Richtung Ernährungsweise, findet objektive Zeichen der Reizung, handelt entsprechend . . ., und die widerspenstige Taille wird jetzt ebenfalls schmaler.

Die Überwachung der Entwicklung eines Schlankwerdungsprozesses, das Zentimetermaß in der Hand, wird so zu einer attraktiven Angelegenheit, wo sich die Logik auszahlt, wo Herzlichkeit und Offenheit herrschen müssen.

Die Fettsucht entsteht aus einer Störung des Gleichgewichts, welcher Natur auch immer dieses Gleichgewicht sein mag. Dem Arzt, der den Auftrag hat, dieses Gleichgewicht wiederherzustellen, darf man nichts verbergen.

14
Am Ende des Weges

Ich komme am Ende meines Weges an. Ich habe so rechtschaffen wie möglich erzählt, was ich gemacht habe, was ich gesehen habe, was, wie ich glaube, für die endgültige Lösung dieses Problems der Fettsucht von Nutzen sein kann. Denn die Technik der Beschleunigung der Verbrennung ist nur ein Notbehelf. Eines Tages wird man die Substanz finden, die den einen fehlt, während die anderen damit normal ausgestattet sind.

Aus der Feststellung dieser offensichtlichen Ungleichheit heraus ist dieses Buch entstanden, Ausdruck der Rebellion eines Fettsüchtigen, der es nicht mehr hingenommen hat, ein Mensch von minderer Qualität zu sein, dazu verdammt, in einem Zustand der Unterernährung zu leben, für immer durch sein Gebrechen behindert zu werden. Es ist zu hoffen, daß diese Revolte eine Revolution in den Köpfen nach sich ziehen wird: aufhören, zu meinen, daß einzig die Ernährung von Bedeutung ist.

Manche werden sagen, daß ich eine vorteilhafte Leier gefunden habe, um meinen Ruhm zu verkünden und mich meinen verschiedenen Formen von Größenwahn hinzugeben: aber der Ruhm ist mir gleichgültig, für mein Glück genügt es, frei über meinen Körper verfügen zu können und nicht den Menschen, die ich liebe, die schlimme Verpflichtung aufzuerlegen, mit jemandem zu leben, der Zielscheibe der Lächerlichkeit ist.

Ich habe das Gefühl, den Fettsüchtigen gegenüber noch eine Pflicht erfüllen zu müssen: nämlich meine Gewißheit auszudrükken. Natürlich ist es meine elementarste Pflicht und auch mein Wunsch als Arzt, meinen Kollegen meine Beobachtungen und meine Bemühungen mitzuteilen, zu erklären, alle Unterlagen zur Verfügung zu stellen, die erlauben nachzuprüfen, was ich sage, und – eventuell – anzuwenden. Damit habe ich natürlich bereits begonnen und werde damit auch fortfahren.

Aber ich weiß auch, daß der Weg lange sein wird und daß ich zweifellos nicht lange genug leben werde, um alle Widerstrebenden zu überzeugen, Widerstände zu überwinden, um zu demonstrieren, zu beweisen, andere Arbeiten anzuregen.

Ich denke aber, daß die Fettsüchtigen selbst diesen Beweis, diese Erprobung liefern können; sie können die besten Kämpfer in dem Kampf sein, den ich für sie unternommen habe. Ich kann mir nicht vornehmen, alle Fettsüchtigen dieser Erde zu behandeln. Wenn alle, die dieses Buch auf die eine oder andere Weise betrifft, alle, die sich selbst wiedererkannt haben, zu ihrem Arzt gehen und ihm sagen: «Ich habe in diesem Buch gelesen, und es scheint auf mich zuzutreffen, warum und wie ich dick geworden bin. Könnten Sie mein Problem nicht unter diesem Gesichtspunkt neu betrachten?», dann wird die Überprüfung sich nicht nur auf einige tausend Fälle beziehen, sondern an Hand einer so beträchtlichen Zahl, daß sich die Revolution auch in den Köpfen vollziehen wird. Niemand wird mehr wagen, den Hunger als therapeutische Maßnahme vorzuschlagen unter dem Vorwand, daß «in Buchenwald ja auch alle abgenommen haben». Und niemand wird mehr angesichts einer lokalen Verunstaltung sagen: «Es ist bedauerlich für Sie, daran läßt sich nichts ändern. Sie werden lernen müssen, damit zu leben.»

Nein, niemand mehr.

Praktisches Wissen

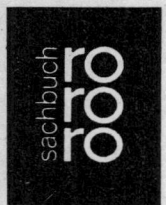

sachbuch
rororo

Dr. med H. ANEMUELLER
Iß dich gesund. Leistungsfähig und aktiv durch Essen mit Verstand [7128]

George R. Bach/Roland M. Deutsch
Pairing. Intimität und Offenheit in der Partnerschaft [7263]

GUNTHER BISCHOFF
Speak you English? Programmierte Übung zum Verlernen typisch deutscher Englischfehler [6857]
Managing Manager English. Gekonnt verhandeln lernen durch Üben an Fallstudien [7129]

Bekommen was man möchte, in sieben Sprachen, die man nicht kann
Bildsprachführer in Englisch, Deutsch, Französisch, Italienisch, Griechisch, Spanisch, Japanisch, Holländisch [7258]

BLOOM / COBURN / PEARLMAN
Die selbstsichere Frau
Anleitung zur Selbstbehauptung [7281]

GÜNTER BUTTLER / REINHOLD STROH
Einführung in die Statistik
Das Buch zum erfolgreichen Fernsehkurs [7318]

MICHAEL CANNAIN / WALTER VOIGT / B + I PROJEKTPLANUNG
Kühles Denken. Wie man mit Analogien gute Ideen findet, erfolgreich improvisiert und überzeugend argumentiert [7140]

Computer. Technik, Anwendung, Auswirkung [7147]

GISELA EBERLEIN
Gesund durch autogenes Training [6875]
Autogenes Training für Fortgeschrittene [6925]

MAREN ENGELBRECHT-GREVE / DIETMAR JULI
Streßverhalten ändern lernen. Programm zum Abbau psychosomatischer Krankheitsrisiken [7193]

BOBBY FISCHER
Bobby Fischer lehrt Schach [6870]

Dr. med. HANNA FRESENIUS
Sauna. Der ärztliche Führer zur Entspannung und Gesundheit durch richtiges Saunabaden [6999]

SIEGFRIED GRUBITZSCH / GÜNTER FEXILIUS
Testtheorie – Testpraxis. Vorausetzungen, Verfahren, Formen und Anwendungsmöglichkeiten psychologischer Tests im kritischen Überblick [7157]

ULRICH KLEVER
Klevers Garantie-Diät. Schlank werden mit Sicherheit [7056]
Dein Hund, Dein Freund. Der praktische Ratgeber zu allen Hundefragen [7122]

MANFRED KÖHNLECHNER
Die Managerdiät. Fit ohne Fasten [6851]

WALTER F. KUGEMANN
Lerntechniken für Erwachsene [7123]

EDI LANNERS
Kolumbus-Eier. Tricks, Spiele, Experimente [7257]

RUPERT LAY
Dialektik für Manager. Einübung in die Kunst des Überzeugens [6979]

GERHARD LECHENAUER
Filmemachen mit Super 8 [7069]

LEHRLINGSHANDBUCH
Alles über die Lehre, Berufswahl, Arbeitswelt für Lehrlinge, Eltern, Ausbilder, Lehrer [6212]

PAUL LÜTH
Das Medikamentenbuch für den kritischen Verbraucher. Aktualisierte Ausgabe unter besonderer Berücksichtigung der alternativen rezeptfreien Medikamente [7362]

Mietrecht für Mieter. Juristische Ratschläge zur Selbsthilfe [7084]

ERNST OTT
Optimales Lesen. Schneller lesen – mehr behalten. Ein 25-Tage-Programm [6783]
Optimales Denken. Trainingsprogramm [6836]

Das Konzentrationsprogramm. Konzentrationsschwäche überwinden – Denkvermögen steigern [7099]
Intelligenz macht Schule. Denkspiele zur Intelligenzförderung für 8- bis 14jährige [7155]

SUSANNE VON PACZENSKY
Der Testknacker. Wie man Karriere-Tests erfolgreich besteht [6949]

DR. L. & L. PEARSON
Psycho-Diät. Abnehmen durch Lust am Essen [7068]

LAURENCE J. PETER
Das Peter-Programm. Der 66-Punkte-Plan, mit dem man Problemen, Pannen und Pleiten Paroli bieten kann [6947]

FRIEDRICH H. QUISKE / STEFAN J. SKIRI / GERALD SPIESS
Arbeit im Team. Kreative Lösungen durch humane Arbeitsform [6926]

FERDINAND RANFT
Ferienratgeber für die Familie. [7279]

ALEKSANDR ROŠAL / ANATOLIJ KARPOV
Schach mit Karpov. Leben und Spiele des Weltmeisters [7149]

GÜNTHER H. RUDDIES
Testhilfe. Testangst überwinden. Testerfolge erzielen in Schule, Hochschule, Beruf [7082]

WOLF SCHNEIDER
Wörter machen Leute. Magie und Macht der Sprache [7277]

HANS HERBERT SCHULZE
Lexikon zur Datenverarbeitung. Schwierige Begriffe einfach erklärt [6220]

HANS SELYE
Stress. Lebensregeln vom Entdecker des Stress-Syndroms [7072]

JACQUES SOUSSAN
Pouvez-vous Français? Programmierte Übungen zum Verlernen typisch deutscher Französischfehler [6940]

SIEGFRIED STERNER
Die Kunst zu wandern. Wann, wie und womit Wandern zum Erlebnis wird [7089]

HELMUT STEUER / CLAUS VOIGT
Das neue rororo Spielbuch. [6270]

SIEGBERT TARRASCH
Das Schachspiel. Systematisches Lehrbuch für Anfänger und Geübte [6816]

THE BOSTON WOMEN'S HEALTH BOOK COLLECTIVE
Unser Körper – Unser Leben. Our Bodies, Ourselves. Ein Handbuch von Frauen für Frauen. Bd. 1 [7271], Bd. 2 [7272]

J. N. WALKER
Juniorschach 1. Die ersten Züge. Eröffnungsspiele spielend gelernt [7144]
Juniorschach 2. Angriff auf den König. Mittelspiele spielend gelernt [7145]

W. ALLEN WALLIS / HARRY V. ROBERTS
Methoden der Statistik. Anwendungsbereiche. 400 Beispiele, Verfahrenstechniken [6091]

DR. HEINRICH WALLNÖFER
Besser als tausend Pillen. Ratgeber der Gesundheitspflege. Mittel und Methoden zur gefahrlosen Selbstbehandlung im Krankheitsfall. Mit 100 Abb. im Text und 10 Tabellen [6152]

BERND WEIDENMANN
Diskussionstraining. Überzeugen statt überreden, Argumentieren statt attackieren [6922]

MARTIN F. WOLTERS
Der Schlüssel zum Computer. Einführung in die elektronische Datenverarbeitung. Eine programmierte Unterweisung.
Band 1: Leitprogramm [6839]
Band 2: Textbuch [6840]

Kaufmännisches Grundwissen strukturiert.
Der Schlüssel zum Industriebetrieb

Band 1: Struktur des Unternehmens und Stellung [7110]

Band 2: Entscheidungen im Beschaffungs-, Produktions- und Absatzbereich [7111]

Band 3: Entscheidungen im Finanzbereich und großer Schlußtest mit Planungsbeispiel [7112]

Kaufmännisches Grundwissen strukturiert.
Der Schlüssel zur Bilanz [7113]

Kaufmännisches Grundwissen strukturiert.
Der Schlüssel zur Betriebswirtschaft [7135]

Der Schlüssel zur Kostenrechnung von Walter Zorn. [7253]

Der Schlüssel zum Programmieren von Claus Jordan und Manfred Bues, Band 1: Textbuch [7314], Band 2: Leitprogramm [7315]

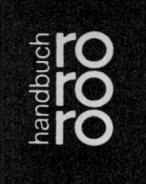

rororo Handbücher
sind
zuverlässige Ratgeber

Deutsche Rechtschreibung

Hg. von Prof. Dr. Lutz Mackensen. Ein Handbuch für Büro, Schule und Haus. Über 100 000 Stichwörter: Schreibung, Silbentrennung, Aussprache, Betonung, Beugung und weitere grammatikalische Hinweise, Regeln der Rechtschreibung, Korrekturzeichen, 15 000 Fremdwörter, 1000 Vornamen, 1700 Abkürzungen, 4000 Ortsnamen [6034]

Deutsches Wörterbuch in drei Bänden

Hg. von Prof. Dr. Lutz Mackensen Rechtschreibung – Grammatik – Stil – Worterklärungen – Fremdwörter – 280 000 Stichwörter und Redewendungen. Band 1 A–F [6245], Band 2 G–P [6246], Band 3 Q–Z [6247]

Gutes Deutsch in Schrift und Rede

Hg. von Prof. Dr. Lutz Mackensen. Ein Ratgeber für jedermann in allen Sprachfragen [6049]

Schlagfertige Definitionen

Ausgewählt von Lothar Schmidt Von Aberglaube bis Zynismus. 5000 geschliffene Begriffsbeschreibungen für Rede, Gespräch, Diskussion, Referat, Artikel oder Brief. Begriffe aus Philosophie, Politik, Gesellschaft, Wirtschaft, Wissenschaft, Kunst und Literatur [6186]

A. M. Textor
Sag es treffender

Ein Handbuch mit 20 000 sinnverwandten Wörtern und Ausdrücken für den täglichen Gebrauch in Büro, Schule und Haus [6031]

– Auf deutsch

Dies Fremdwörterbuch erklärt knapp und zuverlässig mit Angabe der richtigen Aussprache und des grammatischen Geschlechts 20 000 Fremdwörter aus allen Lebensgebieten [6084]

Gunther Bischoff
Speak you English?

Programmierte Übung zum Verlernen typisch deutscher Englischfehler rororo sachbuch Band 6857

Jacques Soussan
Pouvez-vous français?

Programmierte Übung zum Verlernen typisch deutscher Französischfehler rororo sachbuch Band 6940

rororo Wörterbücher
Englisch–Deutsch

Rund 35 000 Wörter mit Amerikanismen, englischer Grammatik, Ausspracheverzeichnis wichtiger Eigennamen, internationaler Lautschrift [6023]

Deutsch–Englisch

Rund 35 000 Wörter, mit Amerikanismen [6025]

Sex im Volksmund

Hg. von Ernest Borneman Der obszöne Wortschatz der Deutschen. Was die Umgangssprache auf einem Gebiet, das von unserer Hochsprache tabuisiert wird, an prallen, deftigen, witzigen, höhnischen, brutalen, saftigen, würzigen, grotesken, schamlosen, unflätigen, zotigen, wüsten, eindeutigen und zweideutigen Ausdrücken und Wendungen hervorgebracht hat – hier liegt es gedruckt vor. Wörterbuch von A–Z [6852]

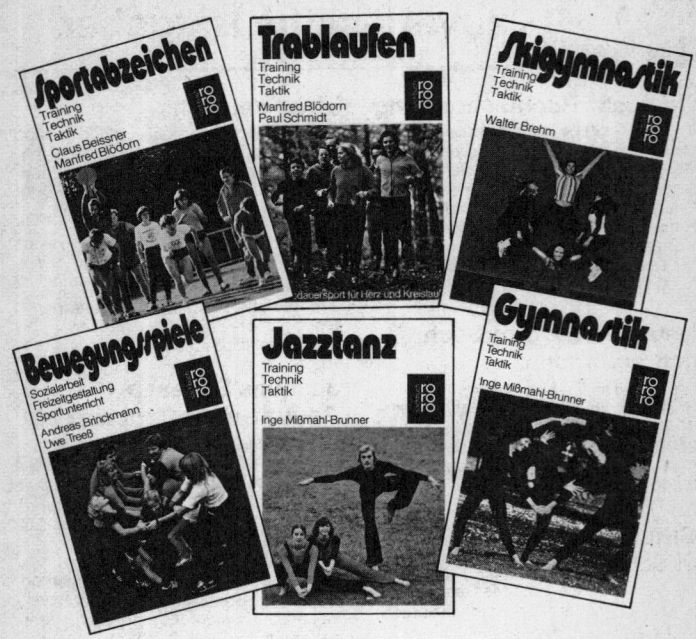
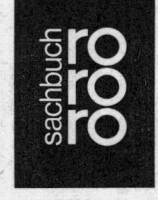